W0336863

Wechseljahre der Frau Bartholomeus Maris

Die Kunst der Reifung im Zeitalter der Hormonbehandlung

Wechseljahre der Frau Bartholomeus Maris

GESUNDHEITS-
PFLEGE initiativ

... mehr Kompetenz in Gesundheitsfragen

Bibliografische Information Der Deutschen Bibliothek
Die Deutsche Bibliothek verzeichnet diese Publikation in der Deutschen Nationalbibliografie; detaillierte bibliografische Daten sind im Internet über <http://dnb.ddb.de> abrufbar.

Reihe KRANKHEIT GESUNDHEIT Band 8

ISBN 3-932 161-47-5

2. überarbeitete und erweiterte Auflage

gemeinnützige Bildungsgesellschaft mbH
Paracelsusstraße 33, D-73730 Esslingen
http://www.gesundheitspflege.de

Herstellung: PRmed-Consulting, Esslingen
Druck: Druckerei & Verlag Steinmeier, Nördlingen

Inhalt

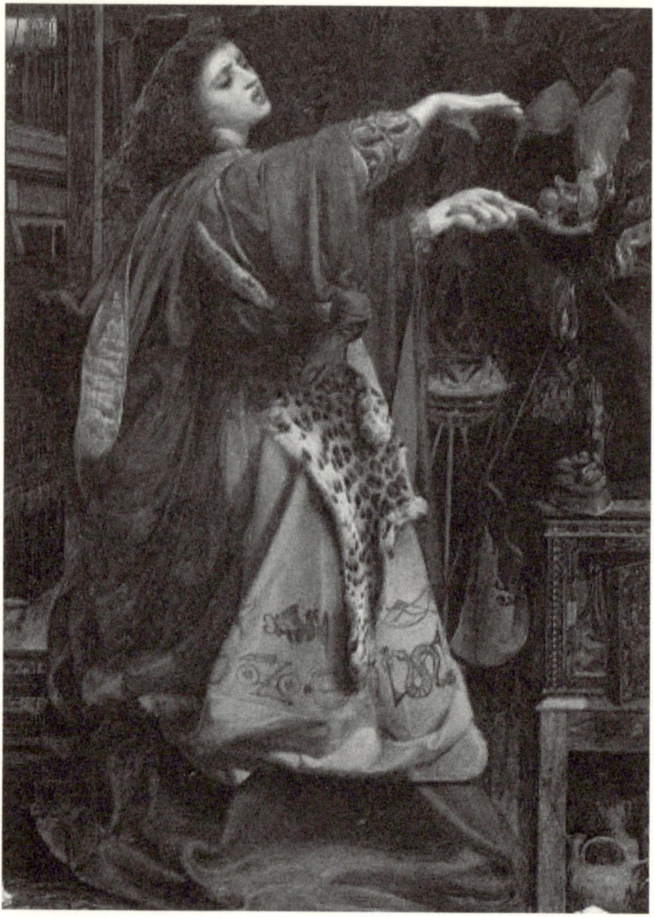

Morgana: Göttin - Fee - Hexe - weise Frau
Gemälde von Dante Gabriel Rossetti (1828-1882)

Vorwort

Wo gibt es Bilder, die uns etwas über die Wechseljahre sagen können?
Da gibt es zum Beispiel aus den Märchen das Bild der Hexe. Das Besondere an einer solchen Hexe ist, dass sie es sich traut, ganz alleine in einem Häuschen mitten in dem großen Wald zu leben. Sie ist selbstständig und braucht nicht den Schutz eines starken Mannes oder einer Gemeinschaft, sie hat sich unabhängig gemacht. Auch passt sie sich nicht den Gepflogenheiten der Umgebung an. Sie kann einen speziellen Zugang zu der übersinnlichen Welt haben, hat Fähigkeiten und Wahrnehmungen, die über das Alltägliche hinaus gehen. Was sie mit ihren besonderen Fähigkeiten tut, ist offen, sie kann damit Gutes oder auch Böses anrichten.

Trotzdem passt das Bild nicht ganz für die Frau nach den Wechseljahren, obwohl auch sie sich manchmal nicht den gesellschaftlichen Erwartungen beugt, ihren eigenen Weg geht und der übersinnlichen Welt näher steht. Der Hexe fehlt etwas. Hat sie nicht oft eine Art ungesunde Wucherung der unkontrollierten und ins Negative führenden Fähigkeiten? Die innere Instanz, die einen Bezug zur menschlichen Moralität hat und eine Richtung für die Entwicklung gibt, scheint bei Hexen oft zu fehlen.

Wie das Gegenteil des Hexenbildes aus dem Märchen erscheint das Bild der etwas älter werdenden Frau, die gerade nicht einen eigenen neuen Weg geht, die sich den Erwartungen der Umgebung zunehmend anpasst, sich abhängig macht von dem Urteil der anderen, die weder Gutes noch Böses tut und sich unter Umständen durch eine Hormontherapie versucht, jung zu halten.

Jenseits dieser beiden Bilder bzw. Zerrbilder geht ein Weg, zu dem die Wechseljahre anregen können. Ein Weg der in freudiger Aufmerksamkeit gegangen werden will und kann. Dieser Weg hat viel mit menschlicher Würde und vielleicht etwas weniger mit Frau-Sein oder Mann-Sein zu tun.
Wenn die Aufforderung, dass ein Wechsel ansteht, gehört wird, ist der Sinn dieser doch auch sehr belastenden Lebensphase erkannt. Hierzu möchte diese Schrift eine Anregung sein.

Ich danke all den Frauen für das Vertrauen, die mir als männlichem Arzt einen Einblick in diese Regionen des Lebens der Frau erlaubt haben.

Bartholomeus Maris

1. Wechseljahre und Hormonbehandlung

Heute wird fast jeder Frau während und nach den Wechseljahren eine Hormonbehandlung empfohlen. Die altersbedingte Abnahme der Östrogen- und Gestagenmenge wird als Mangel interpretiert, der mit pharmazeutischen Präparaten ersetzt wird („Hormon-Ersatz-Therapie"). Diese Behandlung soll sowohl die typischen Wechseljahrbeschwerden lindern wie auch vor „Altersschäden" wie Osteoporose schützen.

Abgesehen von der Hormonbehandlung gibt es im Rahmen des heute immer weiter verbreitete Anti-Aging viele andere medikamentöse Behandlungen mit weiteren Hormonen, Spurenelementen und Nahrungsergänzungsmitteln. Es wird viel Wert auf die Ernährungsberatung gelegt sowie auf zum Teil sehr ausgefeilte körperliche Trainingsprogramme. Eine wesentliche Komponente ist auch das mentale Training unter anderem gegen Gedächtnisschwäche. Viele Aspekte dieser Programme, die anhand einer aufwändigen Befragung und Untersuchung sehr individuell zusammengestellt und eingesetzt werden, sind auf den ersten Blick durchaus als positive gesundheitsfördernde und krankheitsvorbeugende

Maßnahmen zu beurteilen. In einer Gesellschaft, in der die allermeisten sich zu wenig bewegen, sich falsch oder einseitig ernähren und sich mental unterfordern, sind viele solcher Ansätze zu begrüßen.
Für eine weiterführende Bewertung kommt es aber auch auf die Motivation und natürlich auf das Ausmaß der Therapie an. Kann eine solche Behandlung und ein solches Trainingsprogramm wirklich helfen, wenn dahinter die Angst vor dem Älterwerden steht? Die Intention einer solchen Behandlung ist oft ausschlaggebend. Es ist ein wesentlicher Unterschied, ob jemand versuchen will, den Prozess des Älterwerdens in gute Bahnen zu leiten, um so die neuen Qualitäten der nächsten Lebensphase zur Geltung kommen zu lassen, oder ob er versuchen will, den biologischen Werdegang zu bremsen. Zur Hormonbehandlung wird nicht selten aus Angst vor Veränderung und Verlust des vertrauten Lebensgefühls gegriffen. Worauf es ankommt, ist die Sinnfrage. Will ich gesund bleiben, nur um der Gesundheit willen, oder weil ich Angst vor Krankheit, Alter und vielleicht auch dem Tod habe - oder weil ich noch viel im Leben vorhabe und erleben möchte, was mir in meinem Leben einen Sinn gibt?

Im beginnenden Alter wird es manchmal schmerzhaft klar, wie unbefriedigend im bisherigen Leben das Verhältnis etwa von Leistung und äußerer Erscheinung sowie geistiger Sinngebung und Religiösität gewesen ist. Ob sich eine ablehnende Angst oder aber eine Akzeptanz gegenüber dem Älterwerden entwickelt, wird unter anderem davon abhängen, ob im Leben ein Zugang zum Geistigen gefunden wurde, wie sehr "Wachstum, Wandlung und Welken" schon gelebt oder in der Umgebung positiv vorgelebt wurde.

Die Schattenseite der Anti-Aging-Angebote ist der Gesundheitsegoismus und das "Jung-fit-und-attraktiv-bleiben-wollen"als Selbstzweck. Das körperliche und mentale Training wird dann zum Selbstzweck, wenn der Sinn des Trainings das Training ist. Die körperlichen Übungen werden dann sinnlos, im Vergleich etwa mit sinnvollen Anstrengungen wie der Feld- oder Gartenarbeit, im Handwerk oder auch in einem Tanzkurs. Die Fortführung der Sinnfindung in der individuellen Situation führt zu sinnvoller körperlicher und mentaler Anstrengung, die für die jeweilige Lebenslage gesundend ist.

Mit den Wechseljahren ändert sich nicht nur die Aufgabe der Geschlechtsorgane, viele Stoffwechselprozesse des Körpers (z.B. Knochen, Fett, Gefäße) ändern sich. Dies hat auch mit Alterung und Abnahme der vitalen körperlichen Kräfte zu tun: Man kann sagen, dass das Altern des Körpers, das schon viel früher begonnen hat, mit den Wechseljahren in eine neue Phase kommt.

Das Ende der Fruchtbarkeit ist davon nur ein Aspekt. Auch das Verhältnis zwischen Körper, Seele und Geist muss neu gesucht und gefunden werden. Die Wechseljahre sind ein besonderes Beispiel einer *METAMORPHOSE*, einer Gestalt-Verwandlung. Es ist wie beim Übergang der grünen Pflanzenblätter in die farbigen Blütenblätter: Eine neue Qualität kommt hinzu, andere Qualitäten werden dafür aufgegeben.

Älter werden ist noch nicht „alt" werden, es beinhaltet auch die Möglichkeit der Reifung. Älter werden bezieht sich auf einen natürlichen Prozess des Körpers, das Reifen bezieht sich auf ein Geschehen des Geistes. Die biologische Entwicklung des Menschen zeigt in den ersten Jahrzehnten eine Zunahme der Vitalität, die spätestens ab dem Alter von 35 Jahren erst langsam und dann schneller abnimmt.

Der Mensch unterliegt aber nicht nur natürlichen Prozessen, sein Menschsein emanzipiert ihn in mancher Hinsicht davon, damit er sich der Kultur statt der Natur widmen kann. Er braucht den biologischen Niedergang nicht mitzumachen, sondern kann sich davon lösen.

Es gibt Stämme, z.B. bei den Indianern und auch in Afrika, bei denen die Frau nach den Wechseljahren als reif und weise gilt. Sie wird zu einer angesehenen Autorität, zur Entscheidungsträgerin. Nach einem Lebensabschnitt, in der sie mit der Natur ihrer Weiblichkeit der Fortpflanzung ihres Stammes zur Verfügung stand, folgt die Zeit der geistigen Blüte, in der sie eher der Kultur ihres Stammes zur Verfügung steht. Das Älterwerden des Körpers geht einher mit der Reifung des Geistes; die Frau kann nicht mehr leiblich *befruchtet werden,* sondern kann nun auf anderer Ebene ihren Stamm *befruchten.*
In unserer Kultur ist das anders. Das liegt zum Teil an einigen hartnäckigen Tabus: das Älterwerden an sich – vor allem dann, wenn es mit körperlichen und gesundheitlichen Einschränkungen einhergeht –, aber auch Lebensverän-

derungen, Verinnerlichungen, Unvorhersagbarkeiten sind immer noch mehr oder weniger tabuisiert. Das vorhersagbare, berechenbare Verhalten, das klare, logische und oft unbewegliche Denken sowie das Bestreben, möglichst Leid, Krankheit und Widerstand zu vermeiden, prägen das Streben unserer Gesellschaft.

Die Wechseljahre bedeuten eine Verunsicherung, einen Verlust bestimmter weiblicher Besonderheiten (sowohl innerlich wie äußerlich) und die Herausforderung, eine Neuorientierung zu finden.

In einer Kultur mit den genannten Tabus ist es verständlich, dass versucht wird, diesen Wechsel zu vertuschen oder zu vermeiden, um so die vertrauten Werte wie Leistungsfähigkeit, Sportlichkeit, (sexuelle) Attraktivität fortbestehen lassen zu können. So ist der Griff zu der heute üblichen Hormontherapie nachvollziehbar.

Die Wechseljahre können auch als "hilfreiche Besonderheit" des weiblichen Organismus betrachtet werden. Sie zeigen, dass es noch anderes im Leben gibt, dass der Wechsel neue Horizonte im Leben der Frau ermöglicht,

wenn diese nicht mit einer Hormonbehandlung verwischt werden. Die Natur hilft der Frau, dass sie einen solchen Wechsel vollziehen kann.
So eindeutig wie bei der Frau haben Männer nicht ihre Wechseljahre, aber gerade deshalb sollten Männer mehr Aufmerksamkeit für diese inneren und äußeren Wende-Prozesse haben.

Herbst

Eine Frau erzählte, dass sie die Wechseljahre wie Herbststimmung empfindet. Der Herbst ist die Zeit der Verwandlung, die Vitalität der Blätter nimmt ab, die Farbstimmung steigert sich bis hin zu gold-gelb. Weiter ist der Herbst die Zeit der Fruchtbildung und Ernte. Es ist der Abschied vom Sommer, aber noch lange nicht Winter. Auch seelisch beginnt die Zeit, in der die Früchte des Lebens zur Reifung kommen. Die „Grüne-Blätter-Vitalität" nimmt ab, aber die Ausstrahlung der Seele kann zu gold-gelben Höhen steigen. Die triste Wehmut des Herbstes gilt dem Abschied vom Sommer; der Mut des michaelischen Herbstes gilt der Gewissheit, dass die Seelenenergie nach dem herbstfarbenreichen Aufflammen nicht erlöscht, sondern auf einer vorerst verborgenen Ebene weiterlebt bis zum inneren Licht des tiefen Winters.

2. Der weibliche Zyklus

Der weibliche Zyklus wird von zwei Besonderheiten geprägt: Die erste ist, dass dieser Rhythmus beweglich ist. Die Menstruation kommt ungefähr alle 28 Tage, immer mit gewissen Schwankungen. Normalerweise kann eine Frau nicht vorhersagen, wann sie in 6 Monaten ihre Tage haben wird. Der Zyklus verläuft nicht in einem vorhersagbaren Takt wie bei der Uhr, sondern in einem lebendigen Rhythmus, d.h. es ist immer eine gewisse Unvorhersagbarkeit und Unberechenbarkeit mit im Spiel. Da liegt der Unterschied zwischen dem mechanistischen, vorhersagbaren *Takt* und dem beweglichen *Rhythmus*. Alle rhythmischen Prozesse in der Natur unterliegen einer solchen Beweglichkeit (wenn z.B. der Rhythmus des menschlichen Herzschlages zu sehr vorhersagbar wird und damit zu viel dem Takt ähnelt, ist das ein Warnzeichen für eine bevorstehende Herzerkrankung).

Die zweite Besonderheit des Zyklus ist seine Wellenbewegung: So wie der Mondzyklus aus zunehmendem und abnehmendem Mond besteht, die Atmung aus Ein- und Ausatmung, der Herzschlag aus Füllungs- (Diastole) und Entleerungsphase (Systole), so hat auch der weibliche Zyklus zwei Hälften.

Die erste Hälfte – von der Menstruation bis zum Eisprung – ist die der Eizellreifung, von Schleimhautaufbau und einer eher extrovertierten unternehmungslustigen Seelenstimmung; die zweite (vom Eisprung bis zur Blutung) wird von der Bildung des Gelbkörpers (im Eierstock), von der Umgestaltung der Gebärmutterschleimhaut sowie von einer eher introvertierten Seelenverfassung geprägt. Eine solche Wellenbewegung mit zwei entgegengesetzten Hälften (wie bei der Sinus-Kurve) ist ebenso bei den meisten rhythmischen Prozessen in der Natur zu beobachten.

Das Verhältnis zwischen Körper und Seele verändert sich im Verlauf des Zyklus. Es lässt sich mit dem Schlafen und Wachen vergleichen: Im Schlafzustand lockern Seele und Geist sich etwas aus dem Körperlichen, während der Körper sich von den anstrengenden Eindrücken des Bewusstseins erholt; am nächsten Morgen beim Aufwachen ergreifen Seele und Geist den Körper wieder neu und erheben ihn aus der Schwere des Schlafes.

So ähnlich ändert sich auch das Verhältnis im Verlauf des Monatszyklus. Während der ersten Hälfte besteht ein etwas gelockerter Bezug – die Seele fühlt sich frei, kräftig, nach außen orientiert und der Körper ist vital in Aufbauprozessen. Nach dem Eisprung wird diese Verbindung enger, die Seele ist mehr nach innen gerichtet, die Schwere des Körpers wird stärker empfunden, die Körpertemperatur steigt um 0,5 Grad an und die aufbauende Vitalität macht Platz für Umgestaltung und Differenzierung.

Die leichtere Seite des Lebens mit dem weniger engen Verhältnis zwischen Körper und Seele wechselt sich stets ab mit der verdichtenden, schwereren Seite. So wie Wachen und Schlafen wie ein Atemprozess im 24-Stunden-Rhythmus gesehen werden kann, so ist der weibliche Zyklus ein solcher im Monatsrhythmus.

Da die Seele diese Bewegung mitmachen muss, durchlebt (oder durchleidet) sie monatlich ihre Hochs und Tiefs. Ihr wird eine Art Seelengymnastik auferlegt, indem sie durch die Wellen der beiden Phasen hindurchgeht. Auf diese Weise werden ihr Beweglichkeit, Veränderung des Standpunktes und der Wechsel von Innen- und Außenorientierung nahe gelegt. Männer bekommen diese Seelengymnastik nicht von der Natur des Körpers geboten, ihre Seelenverfassung schwankt weniger.

Was auf körperlicher Ebene die Voraussetzung für Fruchtbarkeit und Fortpflanzung ist, bietet auf seelischer Ebene eine ganz andere Form der Fruchtbarkeit, im Sinne von Kreativität, Phantasie und Ideenfruchtbarkeit. Dies sind deshalb auch Eigenschaften, die bei Frauen häufiger zu finden sind als bei Männern. Allein schon durch das Zyklische, Unvorhersagbare und Unberechenbare (Eigenschaften, die in unserer eher männlich geprägten und berechnenden Gesellschaft leider meist negativ gesehen werden) können Frauen etwas Fruchtbares in ihre Umgebung hineinbringen.

Der Menstruationszyklus kann auch Schattenseiten haben. So gibt es Frauen, die am *prämenstruellen Syndrom* (PMS) leiden: Die zweite Zyklushälfte (oder die letzten 3 bis 7 Tage davon) wird dann zu einer kaum erträglichen Zeit, unter anderem geprägt von Schwermut, Labilität, Aggression, Bauchschmerzen, Brustspannungsschmerzen. Oder es sind die Menstruationsbeschwerden in Form von starken Schmerzen oder heftigen Blutungen. Hier geht das Gesunde, Dynamische in eine krankhafte, behandlungsbedürftige Situation über.

Eine solche Behandlung ist sehr individuell und kann oft mit Medikamenten aus der Naturheilkunde, der anthroposophischen Medizin oder der Homöopathie gelingen; auch eine Ernährungsumstellung kann hilfreich sein sowie die Erörterung eventuell vorhandener psychosomatischer Komponenten. Die gängige Therapie bei den genannten Beschwerden ist (zu) oft die Pille, was aber manchmal unumgänglich scheint.

Mit der *Pille*, egal ob sie als „Therapie“ oder zur Verhütung genommen wird, ändern sich zwei Dinge: Der Rhythmus wird zum Takt (und damit mechanisch, vorhersagbar und manipulierbar) und die Atem- oder Wellenbewegung fällt weg. Der weibliche Organismus wird durch die Pille den so genannten „Anforderungen des Zeitgeistes“ angepasst: Er wird berechenbar und gleichmäßig gestimmt. Jede Frau, die die Pille nimmt, muss sich fragen, womit sie die recht sichere Verhütung durch die Pille erkauft, welche die – nicht im Beipackzettel erwähnten – Nebenwirkungen sind.

Es gibt sogar zunehmend Menschen, die den weiblichen Zyklus für völlig überflüssig und für einen Fehler der Natur halten. Sie plädieren dafür, den Zyklus medikamentös auszuschalten. Dies ist heute schon möglich mittels einer Hormonbehandlung, die den 4-Wochen-Zyklus verschwinden lässt (z.B. oft bei der sogenannten *Hormonspirale*, dem *Verhütungs-Stäbchen* oder der *Gestagen-Pille*).

Solche und ähnliche „Therapien" passen in das Streben, das wegzuschaffen, was als lästig und sinnlos empfunden wird.

3. Wechselzeiten in der Biographie

Das Leben eines Menschen besteht aus verschiedenen Lebensphasen. Es gibt deutliche Einschnitte und Übergänge, die die einzelnen Phasen voneinander trennen und andererseits wieder miteinander verbinden. Jeder Lebensabschnitt hat ein eigenes Motiv oder eine eigene Tonart.

Bei der Suche nach Gesetzmäßigkeiten in der Biographie wird oft ein 7-Jahres-Rhythmus gefunden. So findet der Zahnwechsel und die Schulreife ungefähr mit 6 bis 7 Jahren statt, die Pubertät beginnt mit 12 bis 14 Jahren.

Die Lebenskunst besteht darin, das Motiv oder die Tonart der entsprechenden Lebensphase zu erkennen und aufzunehmen. Dies bedeutet, dass mit dem Übertritt in die nächsten Phase, die Tonart gewechselt oder umgestimmt werden muss.

Zwei einschneidende Übergänge im Leben einer Frau sind der Beginn und das Ende der so genannten fruchtbaren Lebensphase.

Sowohl die erste Menstruation und die Pubertät sowie die Wechseljahre werden von seelischen Umwälzungen und einer gewissen Chaotisierung im Körperlichen begleitet. Für beide gilt: Das Alte trägt und passt nicht mehr, das Neue trägt und passt noch nicht.

Die Wechseljahre vollziehen sich meistens im Alter zwischen 45 und 53, also um das 49. (7 x 7) Lebensjahr herum. Damit liegen sie mitten im tätigen Leben (noch ca. 15 Jahre vor der Rente!) und bedeuten primär ein Ändern, nicht nur ein Altern.

Die Chaotisierung durch die Wechseljahre bezieht sich zuerst auf den Rhythmus. Während der Zyklus jahrzehntelang in einem Rhythmus von ungefähr 4 Wochen das Leben einer Frau beeinflusst hat (ob geprägt, geplagt, gestaltet oder getragen sei dahingestellt), ist die erste Ankündigung des Wechsels meist, dass der Zyklus unregelmäßig wird. Die Tage können sowohl häufiger (z.B. alle 2 bis 3 Wochen), seltener (z.B. alle 4 bis 7 Wochen) oder mal so, mal so kommen; sie können stärker bis sehr stark oder schwächer werden bis dann schließlich einmal das letzte Mal war.

Auch andere Lebensrhythmen können dabei durcheinander geraten: So sind Schlafstörungen eine häufige Begleiterscheinung der

Wechseljahre. Ins Wanken gerät auch die Seele sowie das Gleichgewicht zwischen Körper und Seele. Richtige Identitätskrisen können sich auftun sowie depressive Verstimmungen. Das, was ein gewisses Fundament im Leben gebildet hat – das weibliche Selbstverständnis mit dem Zyklus, manche äußeren Besonderheiten, Umgang mit der Sexualität und die noch vorhandene Fruchtbarkeit –, schwindet.

Ein neues Selbstverständnis, welches weniger *geschlechtsbestimmt* und damit *allgemeinmenschlicher* ist, kann entstehen.
Diese Unsicherheit und Neuorientierung färbt natürlich auch auf die Partnerschaft ab: Das Verhältnis zwischen den Partnern ändert sich: Die Frau gerät in einen Strudel von Veränderungen, während der Mann noch lange so weiterleben kann wie bisher oder sich zumindest darum bemühen kann.

Dies alles sind Zeichen der Veränderung sowohl in der Biographie wie im Verhältnis zwischen Körper und Seele. War dieses Verhältnis bis dahin beweglich wie ein Atemprozess, sind nach den Wechseljahren Seele und Geist weniger am Körper interessiert, weniger eng mit ihm verbunden und damit offener für die spirituelle Seite des Lebens.

Bevor es so weit ist, muss einiges errungen werden. Dies drückt sich unter anderem in den meist bekannten Beschwerden der Wechseljahre aus, nämlich in den Hitzewallungen. Während einer Hitzewallung ist sogar äußerlich sichtbar, wie das Seelisch-Geistige in das Körperliche „hineinfährt“, der Körper reagiert direkt wie bei einer enormen Anstrengung oder einem Erschrecken mit verstärkter Durchblutung (frau wird rot), mit Wärme und Schwitzen. Das körperliche Gehäuse wird als zu eng empfunden, Kleider ausgezogen und die Seele bricht fast durch die Hautporen als Schweiß nach außen.

Diese sehr unangenehmen, kurzen und manchmal häufig sich wiederholenden „Attacken“ zeigen, wie schwer es ist, das rhythmische, bewegende Verhältnis zwischen Körper, Seele und Geist übergehen zu lassen in eine kontinuierlich weniger enge Verbindung. Es ist, als ob einiges sich dagegen wehrt und noch vieles durchlebt, durchlitten und „durchglüht“ werden muss, bevor der Wechsel vorbei ist und die neue Ordnung eintreten kann.

4. Gibt es ein Leben nach der Fruchtbarkeit?

Wie lange die Wechseljahre dauern, ist unterschiedlich. Bei manchen Frauen geht es fast geräuschlos mit dem Erlöschen der Monatsblutung vorbei, andere leiden viele Jahre lang an zum Teil heftigen Blutungsstörungen, Hitzewallungen, depressiven Verstimmungen und Schlafstörungen. Meistens ist mit Mitte 50 alles vorbei und ein neuer Lebensabschnitt beginnt.

In jedem menschlichen Körper, ob jung oder alt, sind ständig neben den vitalisierenden Aufbauprozessen ermüdende oder alternde Abbauprozesse tätig. In den jungen Jahren überwiegen die Aufbau- oder Wachstumskräfte, im Alter die entvitalisierenden, abbauenden Kräfte.

Im Laufe des Lebens verschiebt sich das Gleichgewicht zu Gunsten des Abbaus. Bewusstsein hängt mit körperlichem Abbau zusammen. So findet die Regeneration und Erholung nachts statt; die Tage sind für den Körper nicht nur deshalb anstrengend, weil viel körperlich geleistet wird, sondern weil das Bewusstsein da ist und gedacht wird.

Durch den Monatszyklus wird der Aufbau immer wieder neu angeregt, deshalb werden Frauen in gewissem Sinne jung gehalten, das Altern wird aufgehalten oder zumindest gemildert. Frauen sind im Alter von 45 Jahren biologisch gesehen 5 bis 7 Jahre jünger als gleichaltrige Männer.

Nach den Wechseljahren ändert sich das. Der „Rückstand im Altern“ wird relativ schnell aufgeholt, spätestens im Alter von 56 bis 60 Jahren sind Frauen und Männer biologisch gleich alt (oder gleich jung). Dieses Aufholen bedeutet eine vorübergehende Beschleunigung im Altern und kann verständlicherweise sowohl psychische wie körperliche Probleme bereiten.

Nicht nur der Körper wurde jung gehalten. Seele und Geist waren durchrhythmisiert, beweglich und fruchtbar, aber stets wieder eingebunden in den Zyklus der körperlichen Reproduktion.

Wie nach einer langen Schulung – in rhythmischem Aufbau und Abbau, in Aufnehmen und Abgeben, in Auswärtsorientierung und Selbstbesinnung, in Leichtigkeit und Schwere – wird die Seele nach dieser Seelengymnastik aus dem Rad der Fruchtbarkeit entlassen. Sie kann sich jetzt anderen Bereichen des Lebens widmen. Wurde sie bis dahin von der *Natur* der Fortpflanzung beeinflusst, kann jetzt die *Kultur* des Menschseins mehr in den Vordergrund rücken.

Bis zu den Wechseljahren wurde das Altern noch ein wenig aufgehalten, aber dann zeigen sich die körperlichen Abbaukräfte schonungslos. Jetzt kommt es darauf an, ob die weitere Entwicklung von Seele und Geist der Abwärtsbewegung des Körpers folgt oder ob sie sich davon loslöst und eigene, neue Ziele sucht.

Hier zeigt sich nämlich eine sehr wichtige Besonderheit, die Mensch und Tier unterscheidet. Bei fast allen Tieren, einschließlich der Menschenaffen, hält die so genannte fortpflanzungsfähige Lebensphase bis zum Tode an. – Oder anders formuliert: Das Leben eines Tieres hört auf, wenn es sich nicht mehr fortpflanzen kann. Ein Lebensziel des Tieres ist die Fortpflanzung. Wenn das nicht mehr geht, braucht es nicht mehr zu leben. Nur beim Menschen – genauer gesagt nur bei den Frauen – gibt es ein „Leben nach der Fruchtbarkeit".

Das Lebensziel der Menschen geht über die Fortpflanzung hinaus. Darin liegt ein wesentlicher Unterschied zwischen Tier und Mensch. Tiere sind Natur-Wesen, Menschen sowohl Natur- wie auch Kulturwesen. Wir Menschen leben nicht nur zum Erhalt der Gattung, unser Lebensziel kann weit darüber hinausgehen. In diesem Falle drückt sich das bis in die körperlichen Vorgänge der Frau hinein aus.

Die so genannte post-reproduktive Lebensphase ist typisch weiblich-menschlich. Es ist ein Gipfel der Menschwerdung. Eine Frau hat noch ungefähr ein Drittel ihres Lebens vor sich, in der sie viel weniger *natur-bestimmt* ist und mehr *kultur-bestimmend* sein kann. Männern wird in dem Sinne nicht von der Natur geholfen, sich rechtzeitig – d.h. bevor sie zu alt und in Rente sind – von der Lebensphase der biologischen Fruchtbarkeit zu verabschieden und sich neuen Bereichen zu widmen. Sie sind bis zum Lebensende fruchtbar, obwohl das natürlich bei Männern im Alter auch ab nimmt. Trotzdem wird ihnen die Chance eines deutlichen Wechsels oder Übergangs von ihrer Körpernatur nicht geboten. Der genannte Unterschied zwischen Tier und Mensch ist auf der körperlich-funktionellen Ebene bei Männern so nicht vorhanden. Auf seelisch-geistiger Ebene kann er sich selbstverständlich auch in diesem Sinne weiterentwickeln, die Natur seines Körpers erlaubt es ihm aber, bis ins hohe Alter in der reproduktiven Lebensphase zu verbleiben, an der Naturseite des Lebens.

Durch die jahrzehntelange seelische Vorbereitung kann eine Frau die ihr nun zur Verfügung stehende Zeit mit ihrem gereiften geistigen Potenzial sinnvoll nutzen. Die Kunst ist es, dieses Potenzial zu entdecken und fruchtbar zur Anwendung kommen zu lassen. Bei Völkern oder Stämmen, bei denen Frauen nach den Wechseljahren im sozialen Ansehen steigen, weil sie als weise alte Frauen für Rat, Hilfe und Konfliktlösung zur Verfügung stehen, ist diese Besonderheit kulturell-traditionell verankert.

Leider ist bei uns das Gegenteil der Fall. Das gesellschaftliche Ansehen der Frau nach den Wechseljahren ist nicht besonders hoch. Der Wert von jugendlichem Aussehen, sexueller Attraktivität und die Angst vor dem Altern an sich sind bei uns prägender als z.B. der Sinn für seelisch-geistige Entwicklung.

Die Wechseljahre und die Zeit danach werden

nicht als Chance oder eigenständiger Lebensabschnitt gesehen, sondern als Vorstufe des Alters und als bloßer körperlicher Niedergang und – damit unweigerlich verbunden – auch als seelisch-geistiger Niedergang. Aus diesem Grunde wird versucht, den Wechsel in dieser Lebensphase mittels Hormontherapie zu verhindern. Die Abnahme der Lebenskräfte sowie die beschleunigte Alterung sind unter einer solchen Hormonbehandlung deutlich geringer, die Knochenqualität wird mit 60 noch fast so sein wie bei einer 50-jährigen Frau.

Was aber wird aus dem Übergang in die weiblich-menschliche Kulturphase? Was wird aus der Möglichkeit des seelisch-geistigen Aufstiegs? Wo bleiben die weisen älteren Frauen, wenn mit Hormonen ein Lebensabschnitt vorgetäuscht wird, welcher eigentlich schon abgeschlossen ist? Durch solche Maßnahmen wird der Sinn und auch die kulturelle Bedeutung eines so wertvollen Lebensabschnittes nicht erkannt und möglicherweise untergraben.

Welches sind denn die körperlichen Veränderungen, die während der Wechseljahre eintreten und oft als so einschränkend oder krank machend dargestellt werden, wenn dies nicht mit einer Hormonbehandlung verhindert wird?

Bis zu den Wechseljahren wurde die Frau von der Vitalität ihres Zyklus getragen. Sie war dadurch sehr leistungsfähig, sie konnte gegebenenfalls mehrere Schwangerschaften verkraften und anschließend jahrelang mehrmals nachts wegen schreiender Kinder aufstehen. Dies wird im Allgemeinen von Frauen besser verkraftet als von Männern. Wenn nun diese zusätzliche Unterstützung wegfällt, muss die Frau einsehen, dass sie nicht mehr alles von sich verlangen kann und darf. Ihr Leistungsspektrum wird sich reduzieren, sie muss lernen, mehr Rücksicht auf ihre Kräfte zu nehmen, mehr auf ihren Körper zu hören, wo seine Grenzen liegen.

Gleichzeitig braucht ihr Körper mehr aufmerksame Pflege. Die Abnahme der Vitalität äußert sich vor allem in einer Veränderung der Haut und der Schleimhäute, der Haare und des Knochensystems, aber auch die gesamte Stoffwechsellage ändert sich so, dass die meisten Frauen etwas an *Gewicht* zunehmen. Das Letztere darf als positiv gesehen werden oder als eine Vorsorge der Natur, da im Fettgewebe Hormone umgesetzt werden, die die Hormonabnahme der Wechseljahre ein wenig kompensieren. Sehr schlanke Frauen können deshalb eher Beschwerden bekommen, als solche, die ein paar "Polster" haben.

Haut und Schleimhäute werden weniger elastisch und trockener. Dadurch kann die Haut faltiger werden. Eine gute Hautpflege wird das nicht verhindern, wohl aber verringern. Die Pflege der Haut muss nicht bedeuten, das Alter vertuschen zu wollen. Es ist eine wohltuende Zuwendung, vorsorgliche Pflege und Ernährung des stark beanspruchten Organs Haut. Besonders geeignet sind Hautpflegemittel und Kosmetika, die sorgfältig aus natürlichen Grundstoffen und ohne zusätzliche Chemie hergestellt werden.

Nicht selten entstehen Beschwerden beim Geschlechtsverkehr, weil die Scheidenschleimhaut trockener und dünner geworden ist. Außerdem bekommt die *Sexualität* einen ganz anderen Charakter, dadurch dass die biologische Bedeutung der Fortpflanzung nun ganz wegfällt. Beides kann Einfluss auf die Art und Häufigkeit der sexuellen Bedürfnisse haben.

Auch bei Männer ändert sich einiges in Hinblick auf die Funktion seiner Geschlechts-

organe, obwohl diese Veränderungen stärker tabuisiert sind als die bei der Frau. Es kommt aber nicht zu einen radikalen Umbruch und ein kompletter Verlust der Fortpflanzungsfähigkeit. Die Fruchtbarkeit nimmt bei Männer über 40 deutlich ab, auch die Zahl der Männer mit Erektionsprobleme steigt stark an. Männer haben den Nachteil, dass ihnen diese Probleme persönlich angerechnet werden können, da es nicht alle Männer haben. In den Augen vieler sind dagegen bei Frauen die Veränderungen der Sexualität und der Geschlechtsorgane deutlicher biologisch geprägt und damit akzeptiert. Auch kann der Zeitpunkt des Wechsels bei Frauen und Männern weit auseinander liegen, sodass ganz unterschiedliche Bedürfnisse vorliegen.
Selbstverständlich können durch diese Entwicklungen bei Frau und Mann erheblich Konflikte und Spannungen in der Partnerschaft entstehen.

In erster Linie ist hier das Gespräch gefragt, um einander von den eigenen Veränderungen zu erzählen. Spätestens zu diesem Zeitpunkt ist es ratsam, miteinander über sexuelle Erlebnisse zu sprechen und darüber, wie sie sich vielleicht im Laufe der Jahre verändern, aber auch darüber, wie sich die Bedeutung der

Sexualität in der Partnerschaft ändert. Ohne dafür direkt eine Paartherapie zu brauchen, können wenige Gespräche im Freundeskreis oder beim Arzt des Vertrauens schon die erforderlichen Impulse dazu geben.

Die Beschwerden beim Geschlechtsverkehr wegen trockener oder empfindlicherer Scheide können bei Bedarf meistens sehr gut mit einem pflegenden *Pflanzenöl* (z.B. Schlehenöl) oder einem in der Apotheke rezeptfrei erhältlichen neutralen Gleitgel behoben werden. Manchmal kann vorübergehend eine lokale Hormonbehandlung mit Gel oder Zäpfchen sinnvoll sein.

Die Veränderungen an den Knochen werden im Zusammenhang mit den Wechseljahren am meisten besprochen und problematisiert. „Wer keine Hormone nimmt, bekommt unweigerlich *Osteoporose* (Knochenschwund) und landet im Alter im Rollstuhl." – Mit solchen Formulierungen werden Frauen motiviert, jahrzehntelang Hormone zu nehmen.

Was passiert mit den Knochen? Die Knochensubstanz ist keine statische Struktur, sie befindet sich ständig im Abbau und Aufbau und kann sich somit schnell anpassen oder auf veränderte Anforderungen reagieren. So wird der Knochen schwach, wenn er nicht genügend gebraucht und belastet wird, z.B. bei bettlägerigen Menschen.

Durch Belastung wird der Aufbau des Knochens besonders stimuliert. Durch die Veränderungen während und nach den Wechseljahren findet in den Knochen weniger Aufbau statt. Nun braucht eine 70-jährige Frau keine Knochenqualität wie eine 40-jährige, aber es sollten auch keine Knochenbrüche auftreten.

Osteoporose ist eine Krankheit, bei der ein ausgeprägter Knochenschwund entsteht, sodass Brüche deutlich schneller und bei geringeren Anlässen auftreten.
Osteoporose ist vor allem bei alten Menschen (bei Frauen etwas mehr als bei Männern) zu finden, die ihre Knochen wenig beanspruchen, d.h. sich wenig bewegen, sich schlecht ernähren oder über längere Jahre ihre Knochen belasten durch Cortison-Therapie, aber auch durch Alkohol-, Nikotin- oder reichlichen Kaffee-Genuss.

Wenn ältere Menschen in einem Alten- oder Pflegeheim wohnen und dort ungenügend betreut werden oder sogar „medikamentös ruhig gestellt werden“, haben sie meist zu wenig Bewegung und werden unsicher auf den Beinen, sodass die Knochenqualität ab- und die Sturzgefahr zunimmt. Studien haben ergeben, dass osteoporotische Knochenbrüche deutlich häufiger vorkommen bei Menschen, die in Alten- oder Pflegeheime leben und gleichzeitig Beruhigungsmittel einnehmen.

Osteoporose ist nicht mit der so genannten „normalen“ altersbedingten Veränderung der Knochenstruktur gleichzusetzen, die bei allen Frauen nach den Wechseljahren eintritt und bei Männern etwas später auch kommt. Leider wird im alltäglichen Wortgebrauch der Begriff Osteoporose – auch von Ärzten – viel zu häufig angewandt.

Nur sehr wenige Frauen (es gibt unterschiedliche Zahlenangaben zwischen 2 und 8 %) bekommen tatsächlich im Alter eine Osteoporose. Aber bei fast allen Menschen ändern sich die Knochen so, dass diese etwas leichter und weniger „dicht“ (siehe Seite 39) werden. Diese Veränderung passt zu dem geänderten Verhältnis zwischen Körper, Seele und Geist; der Mensch ist eben nicht mehr so irdisch orientiert und gerade das bietet ihm jetzt neue Möglichkeiten.

Der Knochen besteht aus Kalk und einer Grundsubstanz – der Matrix –, die dem Knochen seine Elastizität gibt und in der sich der Kalk ablagern kann. Der Kalk entspricht eher dem toten messbaren Element, die Matrix dem Lebendigen, was weniger gut messbar ist. Knochen mit einem hohen Kalkgehalt, aber einer schwachen Matrix sind eher brüchig als die mit weniger Kalk, aber einer gesunden, elastischen Matrix.

Leider wird in der Debatte um die Vorbeugung der Osteoporose die Bedeutung des Kalks zu stark betont: Calcium-Tabletten sollen eingenommen werden, bei der Ernährung soll besonderer Wert auf Milchprodukte gelegt werden. Die Qualität der Knochen wird mit der so genannten Knochendichtemessung beurteilt. Bei dieser Messung wird nur der Kalkgehalt der Knochen beurteilt, die Matrixqualität kann damit nicht erfasst werden (egal ob die Messung mittels Röntgen oder Ultraschall erfolgt). Natürlich ist es sehr wichtig, dass in den Knochen genügend Kalk eingelagert ist, aber es darf nicht das einzige Kriterium bei der Beurteilung der Knochen sein.

Eine Osteoporose tritt meistens erst bei älteren Menschen über 70 - 75 Jahren ein. Wenn in jüngeren Jahren eine Osteoporose auftritt, muss untersucht werden, ob es sich dabei um einen Hinweis auf eine Stoffwechselstörung oder eine Störung im Hormonhaushalt handelt.

Bei Osteoporose können Wirbeleinbrüche entstehen, was dazu führt, dass die Körperlänge abnimmt und ggf. der Rücken krumm wird – man spricht hier vom so genannten Witwenbuckel. Wirbeleinbrüche verursachen selten bleibende oder ernsthafte Beschwerden, ungefähr zwei Drittel der Wirbelfrakturen passieren sogar unbemerkt.

Wesentlich ernsthafter, aber relativ selten – bei ca. 1 % der 85-jährigen Frauen – ist der Oberschenkelhalsbruch, der typisch für ältere Frauen mit schwachen Knochen ist, z.B. nach einem relativ harmlosen Sturz im Wohnzimmer. Dieser Bruch muss operiert werden und führt heutzutage zu deutlich weniger Komplikationen dank einer rasch folgenden Krankengymnastik und besseren Operationsmethoden, ist aber trotzdem zu Recht gefürchtet.

Um einer Osteoporose mit Hormonen vorzubeugen, muss laut heutiger Lehrmeinung durchgehend ab dem 45. bis 50. Lebensjahr hormonell behandelt werden. Wenn die Behandlung nämlich z.B. nach 10 Jahren abgesetzt wird, ist nach wenigen Jahren die Knochenqualität so, als hätte die Frau nie Hormone eingenommen. Aber ohne Hormone kann der Osteoporose unter Umständen erfolgreicher vorgebeugt werden: durch genügend Bewegung, gute Ernährung, Vermeidung von Knochengiftstoffen (wie Nikotin, Alkohol, Kaffee) und eine „sonnige Seele" (*siehe Seiten 71, 72*).

Manchmal klagen Frauen während oder kurz nach den Wechseljahre über Knochen- oder Gelenkschmerzen und meinen nun, Osteoporose zu haben. Dies trifft nicht zu, da die hormonbedingte Knochenveränderung selten weh tut und außerdem normalerweise nichts mit Osteoporose zu tun hat. Durch die Veränderungen während der Wechseljahre kann es aber durch eine geringe Abnahme des Wassergehaltes im Knorpel zu vorübergehenden schmerzhaften Gelenksbeschwerden kommen.

5. Hormonbehandlung, das Geschäft mit der Angst

Ein achtjähriges Mädchen ist noch nicht in der Pubertät. Ihre Eierstöcke sind noch nicht aktiv und bringen kaum Hormone hervor. Die Oestrogen- und Gestagenwerte im Blut sind niedrig. Niemand würde auf die Idee kommen, diesen Normalzustand als krank oder behandlungsbedürftig zu bezeichnen. Das Mädchen hat keinen Oestrogen-Mangel, sondern altersentsprechend niedrige Werte.

Bei Frauen während und nach den Wechseljahren wird ständig von einem Oestrogen-Mangel gesprochen, der mit einer „Hormon-Ersatz-Therapie" behandelt werden müsste. Meistens benutzt man den Begriff „Therapie" nur, wenn eine Krankheit vorliegt. Auch die Krankenkassen, die zwar diese Hormonbehandlung noch bezahlen, übernehmen sonst nur Kosten bei Krankheit oder nachgewiesener erfolgreicher Vorbeugung.
Demnach wird diese typisch weiblich-menschliche Lebensphase (immerhin ungefähr ein Drittel des Lebens) leider als therapiebedürftig eingestuft. Altersentsprechende niedrige Hormonwerte werden als Mangel gedeutet. Nicht

nur die Wechseljahre, auch die Jahrzehnte danach gelten bei den Befürwortern der Hormontherapie als krankhaft oder als Fehler der Natur und sollen hormonell behandelt oder korrigiert werden.

In dieser Diskussion kommt oft das Argument, dass früher die Frauen nicht so alt wurden (noch im Jahr 1900 betrug die durchschnittliche Lebenserwartung der Frau ungefähr 50 Jahre) und deshalb die Beschwerden und Erkrankungen der heutigen älteren Frau gar nicht zu Tage treten konnten. Wenn Frauen dank unserer Kultur jetzt länger leben können, müsse man sie auch mit den medizinischen Möglichkeiten dieser Kultur fit und gesund halten. Diese Argumentation trifft insofern nicht zu, dass die niedrige Lebenserwartung auch von der hohen Sterblichkeit der Frauen im Zusammenhang mit Schwangerschaft und Geburt sowie von sonstigen Umständen bestimmt wurde. Trotzdem gab es auch früher Frauen, die 80 und 90 Jahre alt wurden. Diese Lebensphase nach der Fruchtbarkeit ist damit nichts Neues, sie wurde früher nur von weniger Frauen erreicht.

Zu welchem Zweck wird die Hormon-Ersatz-Therapie eigentlich eingesetzt? Es müssen zwei Bereiche unterschieden werden: die *Behandlung von akuten Wechseljahresbeschwerden* (z.B. Hitzewallungen, Schlafstörungen, Blutungsstörungen oder Stimmungsschwankungen) und die *Vorbeugung* von Alterskrankheiten wie Osteoporose und vielleicht Herz- und Gefäßkrankheiten sowie Alzheimer. Meistens geht aber das Erste leider direkt in das Zweite über.

Es gibt Situationen, in denen die Wechseljahrbeschwerden so ausgeprägt sind und mit Mitteln z.B. aus der Naturheilkunde nur unzureichend gelindert werden können; hier erscheint eine Hormonbehandlung sinnvoll. Manchmal ist eine niedrige Dosierung genug und kann nach relativ kurzer Zeit - maximal 6-12 Monaten - wieder abgesetzt werden.

Bei der Langzeit-Hormonbehandlung wird der ständige Abbau im Knochengewebe gehemmt und die Knochenstruktur bleibt auch im Alter stabiler; man nimmt deshalb an, dass dadurch weniger Knochenbrüche auftreten. Noch gibt es aber keine aussagekräftigen großen Studien, die diese Vermutung stichhaltig belegen.

Obwohl allein schon in Deutschland bereits Millionen Frauen aus den genannten Gründen jahre- bis jahrzehntelang Hormone einnehmen, stand bis vor kurzem eine handfeste wissenschaftliche Bewertung der Vor- und Nachteile dieser Behandlung aus. Die weltgrößte Studie zu diesem Thema, die amerikanische Women´s Health Initiative (WHI), an der über 160.000 Frauen teilnehmen, musste im Juni 2002 teilweise vorzeitig abgebrochen werden. Eine Zwischenauswertung hatte nämlich ergeben, dass das *Brustkrebsrisiko* bei den Frauen mit Hormoneinnahme eindeutig anstieg und dass die positive Auswirkung für Herz und Gefäße nicht nachzuweisen war - im Gegenteil, für Thrombose, Herzinfarkt und Schlaganfall wurde sogar ein erhöhtes Risiko festgestellt. Ein Zweig dieser Studie, die speziell das Gedächtnis und die Demenz-Entwicklung untersucht hat, hat 2003 ergeben, dass bei Frauen über 65 Jahre eine vierjährige Hormoneinnahme das relative Risiko, eine Demenz zu bekommen, *verdoppelt.*

Dieses Zwischenergebnis stellt klar, dass wir nicht ohne weiteres den biologischen Verlauf eines Menschenlebens "korrigieren" können, oder anders gesagt, dass wir nicht unbestraft verhindern können, dass jemand älter wird. Bemerkenswerterweise steigt gerade das Brustkrebsrisiko. Was bedeutet das? Was ist

das Typische an Krebszellen? Krebszellen sind bildlich gesprochen "zu jung", sie benehmen sich ein wenig wie undifferenzierte Embryonalzellen, sie teilen sich ohne viel Rücksicht auf die Umgebung. Was bei ihnen ausbleibt, ist eine Zell-Reifung! Für alle Körperzellen gilt, dass sie viel von ihrer Vitalität und ihren Vermehrungsmöglichkeiten verlieren, je differenzierter und ausgereifter sie sind (z.B. Nervenzellen). Umgekehrt sind es die eher undifferenzierten Zellen etwa der Darmschleimhaut, die sich ständig teilen und vermehren. Bei Krebszellen ist zwar meist noch erkennbar, in welchem Gewebe sie entstanden sind, sie haben aber viel von der Differenzierung und Reifung verloren und sind vom Charakter her eher junge und embryonalartige, sich schnell teilende Zellen.
Es zeigt sich also, dass der Versuch, die Entwicklung im Organismus einer Frau nicht in die nächste Phase übergehen zu lassen - das heißt, sie nicht älter werden zu lassen - in die unreife Krebsentwicklung überschießen kann. Auf Basis dieser jetzt zur Verfügung stehenden Ergebnisse hat sich in vielen Ländern die Praxis der Hormon-Verordnung geändert. In den USA und den Niederlanden zum Beispiel gibt es klare ärztliche Leitlinien, die Besagen, dass die Hormonersatz-Therapie nur noch

verordnet werden soll, zur Linderung von belastenden Wechseljahrbeschwerden, *so kurz und niedrig dosiert wie möglich* und nach eingehender Information über die Risiken.
Die deutsche Praxis hat sich nach dem Bekanntwerden der genannten Ergebnisse nicht sehr geändert. Die Pharmafirmen und Frauenärzte bemühen sich, den Schaden zu minimieren, indem sie das Studienkonzept kritisieren und auf die etwas anderen Hormone hinweisen, die in Deutschland eingesetzt werden. Trotzdem ist bei vielen Frauen eine kritischere Einstellung zu bemerken.

Die übliche Hormon-Ersatz-Therapie besteht aus einem kombinierten Oestrogen-Gestagen-Präparat. In Tablettenform gibt es die zyklische Verabreichungsform (drei Wochen einnehmen und eine Woche Blutungs-Pause, wie bei der Pille) oder die durchgehende Dosierung (worauf erst später übergegangen werden kann, wenn die Blutung schwach geworden oder ausgeblieben ist).

Weiter gibt es

- Pflaster (man klebt es ein- oder zweimal wöchentlich auf die Haut)

- Gel (zum täglichen Einreiben) oder
- die monatliche Spritze.

Bei diesen letzten drei Formen ist nur die Oestrogen-Gabe möglich (mit Ausnahme von nur wenigen Pflaster-Sorten, die sowohl Oestrogen wie Gestagen beinhalten); dies bedeutet, dass zumindest alle drei Monate zusätzlich Gestagen-Tabletten über zehn Tage genommen werden müssen. Wird nämlich eine Frau nur mit Oestrogenen behandelt, dann hat sie ein deutlich erhöhtes Risiko, an Gebärmutterschleimhautkrebs zu erkranken. Wird zusätzlich regelmäßig Gestagen gegeben, ist dieses Risiko nicht erhöht.

So wie es sehr viele verschiedene Pillensorten gibt, steht auch eine große Auswahl an Hormonpräparaten für die Wechseljahre zur Verfügung. Manchmal muss mehrfach gewechselt werden, bevor ein passendes Mittel gefunden wird; wobei es auch Frauen gibt, die sich mit keinem der Präparate wohl fühlen.

Mit der pillenähnlichen Form der Behandlung, die die gebräuchlichste ist, wird der Zyklus wieder in seiner ursprünglichen Form hergestellt und die Hitzewallungen und andere Beschwerden verschwinden. Die Monatsblutungen bleiben damit noch jahrelang bestehen, aber weder in einem beweglichen Rhythmus noch mit den genannten polaren Zyklushälften, sondern in festem Takt bei gleichmäßigen Hormonwerten.

Die Situation, wie sie vor den Wechseljahren war, wird künstlich verlängert, die Aufforderung zum Wechsel – zum „Ändere-deinen-Sinn" – wird (zumindest vorübergehend) hinausgeschoben. Die Stabilität und Gewissheit, das schon lange Bekannte stellt sich wieder ein.
Dass die Hormontherapie trotzdem manchmal eine sehr willkommene Hilfe ist, widerspricht dem nicht. Bei heftigen Wechseljahrbeschwerden oder zu früh einsetzenden Wechseljahren (z.B. wenn wegen einer Operation beide Eierstöcke entfernt werden mussten) kann eine gut ausgesuchte und individuell dosierte Hormonbehandlung sehr wertvoll sein.

Wenn eine Frau bis in die Wechseljahre mit der Pille verhütet hat, kann sie lückenlos auf die Hormon-Ersatz-Therapie umsteigen. So kann es vorkommen, dass eine Frau sich viele Jahrzehnte lang hormonell behandeln lässt. Wenn sie mit der Pille verhütet, fühlt sie aber normalerweise nicht, ob die Wechseljahre schon eingesetzt haben, da die Pille auch ihre eigenen Hormone ersetzt. Erst eine Hormonuntersuchung oder eine längere Pillenpause gibt Aufschluss, ob auf die nächste Form der Hormonbehandlung umgestellt werden soll.

Wenn die Hälfte der Gesamtbevölkerung (alle Frauen) über einen so langen Zeitraum – bis zu mehreren Jahrzehnten – medikamentös behandelt wird, ist es klar, dass die Pharma-Industrie daran sehr interessiert ist – die monatlichen Kosten betragen ca. 10 €. Die meisten Studien, die den Sinn und die Erfolge dieser Behandlung belegen sollen, werden (teil)finanziert von diesen Firmen; die meisten Ärzte-Fortbildungen ebenso. Entsprechend müssen diese Studien interpretiert werden.

Auch für die Ärzteschaft hat die Hormonbehandlung viele Vorteile, obwohl sie nicht direkt daran verdient. Viele Frauen gingen früher nach den Wechseljahren nur noch sporadisch (wenn überhaupt) zur Krebsvorsorge zum Frauenarzt. Wenn eine Frau Hormone bekommt, braucht sie einmal im Quartal ein neues Rezept und muss sich zweimal im Jahr untersuchen lassen.

Zusammenfassend gibt es vier Gründe, die gegen eine Langzeitbehandlung mit Hormonen sprechen:

- Die Spätfolgen der Langzeiteinnahme sind noch ungenügend *erforscht* (so wurde erst jetzt bekannt, dass das Demenz- und Alzheimer-Risiko steigt, statt sinkt, so wie lange angenommen wurde).

- Das Risiko Brustkrebs sowie Herzgefäßerkrankungen zu bekommen, steigt deutlich an.

- Osteoporose lässt sich auch auf andere Weisen vorbeugen (Stichwort Lebensstil, Ernährung, Bewegung, Genussmittel)

- Die hormonelle Fremdbestimmung bleibt sicherlich nicht ohne Folgen für das Gefüge Körper-Seele-Geist (siehe nächstes Kapitel).

6. Über das „Hormondenken“, *oder* „Wird frau von den Hormonen bestimmt?“

Als in den ersten Jahrzehnten des 20. Jahrhunderts mehrere Hormone entdeckt, analysiert und teilweise synthetisiert wurden, passte diese Entwicklung in eine sich ändernde Anschauung des menschlichen Organismus.

Nicht nur die Anatomie des Körpers wurde immer detaillierter erforscht (dies hat schon einige Jahrhunderte vorher angefangen), sondern auch die immer feineren Ebenen des körperlichen Funktionierens (die Physiologie). Gerade heute gipfelt diese Art, den Menschen verstehen zu wollen, in der Genforschung: In der Entschlüsselung des Genoms hofft man, eine stoffliche, dingliche Ursache des individuellen Menschseins zu finden.

In diesem Zusammenhang sind Hormone Substanzen, die in bestimmten Hormondrüsen produziert und an das Blut abgegeben werden, um dann in den so genannten Zielorganen spezifische Funktionen zu fördern oder zu hemmen. Mittels eines Rückkopplungssystems wird die produzierte Hormonmenge gesteuert und reguliert.

In diesem Denkrahmen und mit diesem Begriffsystem – welches der Mechanik und Elektronik entnommen wurde – wird versucht, den menschlichen Organismus zu verstehen. Mit dem geradlinigen kausalen Denken (*dieses* Hormon verursacht in *dem* Organ *jene* Wirkung) – entwickelt an der leblosen Natur und in der Technik – werden komplexe organische Lebenserscheinungen reduziert auf Rückkopplungssysteme und auf Wirkungen von „Transmittersubstanzen“ (Hormone), die Organfunktionen regulieren sollen. Mit der Art und Weise, wie ein lebloser Mechanismus verstanden und ggf. verändert werden kann, wird versucht, einen lebendigen Organismus zu verstehen und vielleicht zu behandeln.
So heißt es:

- „Die prämenstruellen Beschwerden? – Das sind *nur* die Hormone.“
- „Die Wochenbettdepressionen? – Das ist *nur* die Hormonumstellung.“
- „Die psychischen Beschwerden während der Wechseljahre? – Das ist *nur* der Oestrogenmangel.“

Der berühmte ganzheitlich-orientierte Biologe Rupert Sheldrake introduzierte für dieses „Das ist nur ...“ den Begriff des „nothing-butterism“ (nichts anderes als ...). Hochkomplexe psychosomatische Geschehnisse werden radikal reduziert auf „nichts anderes als z.B. nur eine Hormonwirkung“. Natürlich spielen die Hormone bei den genannten Beispielen eine bedeutende Rolle, ob sie Ursache oder Voraussetzung dabei sind, ist damit noch nicht geklärt.

Nun handelt es sich hierbei *nicht* nur um eine Ansichtssache, sondern um die Grundlage eines medikamentösen Eingreifens in den Organismus. Wenn die Beschwerden der Wechseljahre *nur* die Folge des Oestrogenmangels sind, dann können sie *nur* mit einer Hormon-Ersatz-Therapie behandelt werden, und dann wird das umfassende biographische Geschehen der Wechseljahre *nur* das Ergebnis einer sich verändernden Hormonwirkung, die *nur* korrigiert werden muss.
So wird der Körper nach diesem Muster manipuliert: Es wird ein (halb)synthetisches Hormon zugeführt und das physiologische System verändert sich.

Die Entwicklung der Medizin zeigt, wie viel seit der Entdeckung und industriellen Produktion der Hormone segensreich therapiert, aber auch manipuliert werden kann. Man denke an Cortison, Insulin, das Schilddrüsenhormon und natürlich Oestrogen und Gestagen bei der „Pille“ und der Behandlung von Wechseljahrbeschwerden. Mit diesem Ansatz, den Menschen zu untersuchen und zu behandeln, werden Qualitäten wie ganzheitlicher Organismusbegriff, feinstoffliche Lebensprozesse, aber auch Seele und Geist nicht erfasst. Diese bleiben außen vor.

Es muss wohl kaum betont werden, dass mit dem Fortschritt der so ausgerichteten Medizin unser Verständnis für das Zusammenspiel von Geist, Seele, Lebensprozessen und Körper nicht zugenommen, sondern abgenommen hat.

Ganzheitlich-organisches Denken erlaubt einen anderen Zugang zu den biographischen und biologischen Veränderungen der Wechseljahre, als wenn nur von Hormonmangel, Hormonersatz und Osteoporosegefahr gesprochen wird.
Wenn dieses Problem nicht reduktionistisch, sondern umfassend angegangen werden soll, ist es nicht so leicht auf einen Punkt zu bringen, nicht knapp und formelhaft zu beschreiben und sicher nicht mit nur einem Medika-

ment zu behandeln. Stattdessen müssen alle verschiedenen Existenzebenen des Menschseins einfühlsam und doch konkret berücksichtigt werden. Dieser Ansatz wird in der Medizin – meistens in der so genannten „Außenseiter-Medizin" – unter Begriffen wie ganzheitliches, organisches oder umgebungsorientiertes Denken angewandt. Er ist vor allem in der anthroposophischen Medizin und in manchen Richtungen der Homöopathie, der chinesischen Medizin und der Naturheilkunde zu finden.

Das Prinzip der zentralen Steuerung und Regulierung ist bekannt aus der Elektronik, aus manchen Bereichen der Wirtschaft und aus Managementstrukturen.
Sowohl im modernen Management wie in der Wirtschaft gibt es zunehmend Stimmen, die dafür plädieren, das zentral-hierarchische Modell zu verlassen und sich auf das Dialog-Modell einzulassen. Gemeint ist, der Dialog und die gegenseitige Wahrnehmung zwischen dem, was aus der Peripherie kommt, und dem, was aus dem Zentrum kommt.

Im gängigen naturwissenschaftlich-medizinischen Verständnis des Körpers dominiert das hierarchische Modell mit der zentralen Steuerung: Das Herz sei die zentrale Pumpe der Zirkulation; das Gehirn sei die Schaltzentrale des Nervensystems und damit – über die motorischen Nerven – auch die des Bewegungssystems; die zentralen Hormondrüsen seien die Regulatoren der Organfunktionen.

In ganzheitlich-medizinischen Richtungen sowie auch zunehmend in bestimmten Zweigen von Biologie, Mathematik und Naturwissenschaft wird mit einem komplexeren uneindeutigeren Dialog-Modell gearbeitet. An der Stelle des Reduzierens („nichts anderes als ...“) kommt das „Komplexitieren“.

Wie die Erscheinungen des Körpers zu verstehen sind, ist oft Interpretationssache und hängt davon ab, welches Erklärungsmodell zu Hilfe gezogen wird.

- Sind z.B. die Bewegungen der Gliedmaßen die Folge eines vom Gehirn oder vom zentralen Nervensystem gesteuerten und über die so genannten motorischen Nerven vermittelten Auftrages oder entsteht eine Bewegung in der Begegnung, im Dialog zwischen Zentrum und Außenwelt, während das Gehirn sie wahrnimmt und integriert mit anderen Bewegungen?

- Ist die Blutzirkulation erklärbar mit der Pumpwirkung des Herzens oder bekommt das Blut seinen Strömungsimpuls aus der Peripherie des Körpers und strömt es im Herzen als Organ der Mitte zusammen, wo es wahrgenommen und rhythmisiert wird?

- Sind Organfunktionen – wie z.B. zyklische Prozesse der Eierstöcke – das Ergebnis der zentralen Steuerung der Hirnanhangdrüse (Hypophyse)-Hormone (LH und FSH) oder berührt dieser für die Empfängnis so wesentliche Vorgang den Rhythmus des Mondes (der seit alten Zeiten schon mit der Fortpflanzung in Verbindung gebracht wurde)? Werden die Eierstöcke in ihrer Aufgabe impulsiert von kosmischen Rhythmen oder reguliert von Hormonen?

Diese Art der Entweder-Oder-Frage polarisiert. Ohne ein gesundes Nervensystem kann ein Mensch sich nicht adäquat bewegen, ohne ein gesundes Herz gibt es keine ausreichende Zirkulation, ohne präzise hormonelle Bedingungen gibt es keinen funktionierenden Zyklus. Ein gesunder, intakter Organismus ist die Voraussetzung für einen pulsierenden Dialog mit der Umwelt. Die *Voraussetzungen* für ein gesundes Funktionieren dürfen aber nicht mit deren *Ursachen* verwechselt werden.

Der gleiche Fehler wird im Umgang mit dem menschlichen Genom gemacht: Man glaubt, die Ursachen der Existenz entschlüsselt zu haben, es wurden aber nur einige von vielen Voraussetzungen entdeckt.

Ohne Sonne gibt es den schönen farbigen Regenbogen nicht, ebenso wenig erscheint er ohne Regen. In der Begegnung – im Dialog zwischen den beiden Qualitäten Licht und Wasser – leuchtet die Farbenpracht auf. Weder die Sonne noch der Regen verursachen den Regenbogen, aber beide stellen eine Voraussetzung für sein Entstehen dar.

Es gibt viele Erscheinungen im Körper, die mit dem reduktionistischen naturwissenschaftlichen Denken nicht nachvollziehbar sind. Da diese Denkart aber seit längerer Zeit Grundlage für therapeutisches Handeln ist, hat dies weit reichende Folgen für den Menschen.
Wenn z.B. durch die Pille die eigene Hormonproduktion der Eierstöcke und teilweise der Hirnanhangdrüse (Hypophyse) unterdrückt oder reguliert wird und im Blut durchgehend eine relativ konstante Oestrogen- und Gestagenkonzentration hergestellt werden, dann

werden diese Hormone zu zwingenden Auftragsvermittlern und die so genannten Zielorgane (unter anderem die Gebärmutterschleimhaut) verlieren ihre bewegliche Umweltoffenheit.

Wenn aus dieser Anschauung des Körpers die Grundlage einer Dauerbehandlung wird, dann wird aus dem Körper mit seinen vielen ungeklärten Rätseln ein nach vorgefasstem Modell funktionierendes System.

Die Pille verhütet nicht nur, sie macht aus einem lebendigen, beweglichen Zyklus einen starren, leblosen Takt. Die Hormonbehandlung während und nach den Wechseljahren macht aus einem oft belastenden turbulenten oder chaotischen Wechselprozess, wo Altes verlassen und Neues entdeckt werden muss, eine karikaturale Fortsetzung des Gewesenen.

Mit anderen Worten: Durch die hormonelle Dauerbehandlung (Pille und/oder Hormon-Ersatz-Therapie) wird der lebendige Körper dem Denkmodell des leblosen, zentral gesteuerten Systems angepasst.

7. Wie wirkt die Hormonbehandlung auf das Verhältnis zwischen Körper, Seele und Geist?

Wer hat eigentlich am meisten Interesse an der hormonellen Dauerbehandlung der Frauen im Alter zwischen 45 und 80? Von vielen Seiten wird Druck ausgeübt, doch auf jeden Fall Hormone zu nehmen: „Sonst bekommen Sie noch einen Witwen-Buckel, brechen vielleicht Ihr Bein und bekommen womöglich noch schneller einen Herzinfarkt oder Alzheimer." Oder: „Mit Hormonen bleiben Sie attraktiver und sexuell aktiver."

Dieser Druck kommt von den Ärzte, die intensiv von der Pharma-Industrie dazu angeregt werden, aber auch von den Medien (das äußere Bild der jung aussehenden älteren Frau), dem Freundes- und Bekanntenkreis und der gesellschaftlichen Einstellung. Das Alter und das Altern wird zunehmend tabuisiert, je mehr es mit Hormonbehandlungen zu bremsen ist – oder scheinbar zu bremen ist – und je weniger der ältere Mensch im Familienkreis aufgenommen wird oder bleibt, sondern ins Alten- oder Pflegeheim kommt.

Das positive Bild der weisen älteren Frau, die

zwar hilfsbedürftig werden kann (was aber für die Familie nicht nur eine Last sein muss), aber vor allem der Enkel-Generation viel Ruhe und Lebensweisheit mitgeben kann, verschwindet allmählich. Älterwerden wird zunehmend mit Krankheit, Gebrechlichkeit und Belastung in Verbindung gebracht und immer weniger mit Reifung und Besinnung.
Die Hormon-Ersatz-Behandlung passt genau in diese Entwicklung. Aber was geschieht eigentlich mit einer Frau bei einer solchen Behandlung unter ganzheitlichen Gesichtspunkten?

Ganz abgesehen von den medizinischen Risiken und Nebenwirkungen ändert diese Behandlung die Art, im Leben zu stehen. Hierbei sind drei Aspekte zu unterscheiden:

1. Wie oben schon ausgeführt (*Seite 48ff*) bedeutet eine Hormon-Ersatz-Therapie eine kontinuierliche hormonelle Fremdbestimmung. Es werden gleich bleibende Hormonwerte erzeugt ohne die für das Lebendige so typischen Schwankungen. Diese von außen zugeführten Hormone haben keine vermittelnde oder wahrnehmende Funktion, sondern eine zentral steuernde und damit zwingende

Wirkung auf den gesamten Organismus. Diese Beeinflussung beschränkt sich nicht nur auf die Knochen, es wird tatsächlich der ganze Mensch verändert, nämlich durch Wirkungen auf den Knochenstoffwechsel sowie auf Haut- und Schleimhäute bis hin zur Linderung von Schlafstörungen, depressiven Verstimmungen und Libido-Verlust.

2. Nach der fruchtbaren Lebensphase, die von einer kosmisch-rhythmischen Einbindung in die Fortpflanzungsnatur des Menschen geprägt wird, folgt eine Phase, in der eine gewisse Lockerung zwischen Körper und Seele eintritt. Dadurch wird es der Frau mehr als vorher ermöglicht, sich auf kultureller, spiritueller, künstlerischer oder sonstiger, typisch menschlicher Ebene zu entfalten.

Wer auf diese Weise die Veränderung im Lebenslauf der Frau vor sich sieht, wird aufmerksam auf die Folgen einer Hormonbehandlung. Diese schafft eine Art Fortsetzung im Sinne einer künstlichen Nachahmung einer gewesenen Episode. Dies bedeutet, dass die Frau seelisch weiterhin auf eine Art und Weise an ihren Körper gebunden bleibt, die nicht mehr altersentsprechend ist. Die Möglichkeit der weiteren seelisch-geistigen Entfaltung wird durch die Hormonbehandlung zumindest gehemmt – ob diese Möglichkeit wahrgenommen und genutzt wird, hängt natürlich auch von vielen anderen individuellen Faktoren ab.

Diese Behandlung bewirkt damit eine weitere Bindung der Frau an ihre körperliche Existenz. Auf diese Weise wird nicht nur im individuellen Leben einer Frau ein neuer Impuls und Aufschwung erschwert, auch die Kultur wird weniger bereichert von dem, was andernfalls von weisen älteren Frauen ausgehen könnte.

Diese hormonelle Dauermanipulation bedeutet einen enormen Eingriff in die spirituellen Entwicklungsmöglichkeiten sowohl der individuellen Frau wie auch der Gesellschaft. Es handelt sich um eine weitere Bindung an das Äußerlich-Materielle und passt damit genau in den generellen Trend der Kultur-Entwicklung.

Die Hoffnung, dass durch die Frauenbewegung mehr *spirituelle Impulse* – als Gegengewicht der eher männlich-materialistischen Entwicklung – in die Kultur strömen könnten, scheint hiermit geschwächt. Das Berechenbare und Planbare (als männliche Eigenschaften) schien von der Frauenbewegung bedroht zu werden. Dann kam zuerst die Entwicklung der Pille, wodurch Frauen sich zwar angeblich sexuell emanzipieren konnten, aber einen Teil ihrer weiblichen rhythmischen Beweglichkeit für einen pharmabedingten berechenbaren Takt aufgaben. Hierdurch vorbereitet und inzwischen gewöhnt an das tägliche Einnehmen von Hormonen, konnte dann der nächste Eingriff zur Mechanisierung der Frau und der Gesellschaft folgen: die Hormon-Ersatz-Therapie.

3. Die Hormonbehandlung ist eine Antwort auf die Angst vor Wechsel, Veränderung, Metamorphose. Mit der medizinischen Möglichkeit der Vermeidung des Wechsels wächst die Angst und das bequeme Beharren-Wollen im Gewesenen.

Die radikalste Form des Wechsels oder der Trennung von Altvertrautem ist der Tod. In unserer angeblich aufgeklärten Gesellschaft ist die Angst vor dem Tod groß. Genährt von den Erfolgen der Medizin und den Erwartungen, die die Gentechnik in Bezug auf Lebensverlängerung und Leidensverminderung fördert, wächst das Tabu des Todes und die Klammerung an das „diesseitige Leben".
Es wäre sicherlich falsch und übertrieben zu

sagen, die Wechseljahre seien eine gute Vorbereitung auf Sterben und Tod.

Richtig aber ist, dass eine Frau durch die Wechseljahre aufgefordert wird, sich mit dem Abschied einer prägenden Lebensphase auseinander zu setzen. Sie muss sich beschäftigen mit dem Thema Älterwerden, mit einem veränderten Verhältnis zu den äußerlich sichtbaren Seiten des Lebens und sie wird sich neue Wertvorstellungen bilden. Damit sind die Wechseljahre eine Übung für das „Stirb und Werde".

8. Hilfestellungen und Behandlungen während und nach den Wechseljahren

Was ist die eigentliche Aufgabe oder Frage, vor die eine Frau in den Wechseljahren gestellt wird? Aus der Behandlung von Frauen mit prämenstruellen Beschwerden ist bekannt, dass diese Beschwerden deutlich weniger sind, wenn sie die Besonderheiten ihres Zyklus anerkennen, sich darauf einlassen können und sie vielleicht auch schätzen lernen. Dies bedeutet nicht, dass sie sich damit abfinden sollen, es kann trotzdem eine medikamentöse Behandlung sinnvoll und notwendig sein – aber dann reichen oft Mittel aus der Naturheilkunde oder Homöopathie/anthroposophischen Medizin.
Die Symptomatik bessert sich auch, wenn die Frau nicht zu sehr gestresst und erschöpft ist, sondern ein einigermaßen rhythmisches Leben führt – im Urlaub sind die Beschwerden meist geringer.

Wehrt sich die Frau gegen ihren Zyklus (oder gegen die Existenz der Menstruation überhaupt), empfindet sie ihn nur als lästig, schmerzhaft und überflüssig, ist sie außerdem noch gestresst, unzufrieden mit sich selber und überarbeitet, dann sind die prämenstruellen Beschwerden meistens (aber nicht immer) stärker oder länger.

Ähnliches trifft für die Wechseljahre zu. Wer in diesen Hürden eine Chance zum Wechsel sieht, hat ganz andere Voraussetzungen, mit den körperlichen und seelischen Problemen dieser Zeit fertig zu werden. Natürlich wünscht sich niemand Probleme, um daran zu wachsen, sich besinnen oder sich verändern zu können, trotzdem kann im Nachhinein der Sinn und der Wert eines solchen Widerstands bewusst werden.

Das Goethe-Wort „Stirb und Werde…“ bedeutet nicht, dass man sich wünschen soll „zu sterben“, um daraus „werden“ zu können; es bedeutet nur, dass in dem Sterbeprozess schon Keime für Neues verborgen sind.

Wechseljahre sind weder eine Krankheit noch ein Sterben, aber eine Zeit des Abschiednehmens (und das bedeutet schon, ein wenig zu sterben) mit häufig unangenehmen körperlichen und/oder seelischen Beschwerden. Trotzdem können auch solche Frauen, die bewusst diese Veränderungen sowie das Erlöschen ihres Zyklus miterleben und bejahen, eine medikamentöse Therapie und Begleitung während dieser Zeit brauchen.

Eine wahre therapeutische Hilfe für diese Lebensphase geht auf die Fragen ein, die von den Wechseljahren gestellt werden. Eine solche ganzheitliche therapeutische Begleitung umfasst vier Bereiche:

- die geistige Ebene
- die seelische Ebene
- die Ebene der Lebenskräfte
- die körperliche Ebene (medikamentöse Behandlung)

Im Einzelnen kann dies Folgendes beinhalten (wobei es meistens nicht nötig ist, auf allen vier Ebenen gleichzeitig zu behandeln):

Biographische Hilfe

Was auf geistiger Ebene geleistet werden muss, ist die biographische Umorientierung, das Erschließen neuer Perspektiven und Ziele. Das hebräische Wort *krank* bedeutet auch *ohne Vorhaben*, womit auf den Zusammenhang zwischen dem Fehlen eines eigenen Vorhabens und der Entstehung von Krankheiten hingewiesen wird. Dass Frauen nach den

Wechseljahren reifer werden, einen anderen Zugang zum Spirituellen erlangen können und eine angesehenere Position im sozialen Gefüge bekommen, ist in manchen anderen Kulturen traditionell verankert.

In unserer Gesellschaft kann es nötig sein, das innere Selbstwertgefühl zu stärken und vielleicht verborgene Vorhaben zu mobilisieren. So kann es sinnvoll sein, den Prozess des Wechsels mittels biographischer Beratung oder Psychotherapie zu unterstützen. Zu diesem Zwecke werden – unter anderem im Rahmen der anthroposophisch orientierten Medizin Biographie-Beratungen oder -Kurse angeboten. Die Besonderheiten der jeweiligen Lebensphasen (*in Kapitel 3 Tonart oder Farbe genannt*) werden dabei speziell berücksichtigt; ein weiterer Schwerpunkt ist das Finden eines übergeordneten Motivs durch die verschiedenen Phasen hindurch.

Manchmal kann es aber auch nötig sein, die Hilfe einer Psychotherapeutin oder eines Psychotherapeuten in Anspruch zu nehmen. Dabei ist es wichtig, sich vorher zu informieren, welche Arbeitsweise angewandt wird. Es ist immer möglich, bei einer oder mehreren „Probestunden“ die „Chemie“ zu prüfen, ob

Vertrauen zueinander entstehen kann.

Hilfe für die Seele

Künstlerische Therapien (Malen, Plastizieren, Musik) sind im Allgemeinen als Hilfe für die Seele zu betrachten. Das Ziel dieser Therapien ist unter anderem, Veränderungen wahrzunehmen, zuzulassen, anzunehmen und innerlich mitzuvollziehen. Eine Voraussetzung dafür ist, sich Zeit für sich selbst zu nehmen, um diese Wechselprozesse innerlich zu bewegen und um zu horchen, in welcher Richtung man sich bewegt. Bei den künstlerischen Therapien wird das Seelenleben in Bewegung gebracht, Seelenqualitäten und ihre Verwandlungen werden künstlerisch erzeugt, außerdem wird ein heilendes Atmen der Seele gefördert.

So lenkt eine Mal- oder Plastiziertherapie vielleicht die Aufmerksamkeit auf Bereiche der Seele, die schon lange „unterernährt“ waren. Während der Behandlung wird versucht, die Qualitäten von Farbe und Form zu erleben, aber auch diese wieder zu verlassen, zu verändern. Auch hier ist die Fähigkeit eines „Stirb und Werde“ notwendig, um sich nicht zu früh auf bestimmte Farben und Formen festzulegen, sondern einen lebendigen Fluss und Gestaltwechsel zuzulassen.

Kunsttherapien sind ein wesentlicher Bestandteil der anthroposophisch erweiterten Medizin. Die Kosten der Therapien werden nur von wenigen Krankenkassen übernommen.

Eine andere Form der Kunsttherapie ist die Heileurythmie, eine therapeutisch angewandte Bewegungskunst, die äußere und innere Bewegung miteinander in Einklang bringt und durch äußere Bewegung eine innere anregt.

Die Lebenskraft

Der Bereich der Lebenskräfte und Vitalität ist nicht leicht zugänglich. Kurzfristig sagt er etwas aus über unseren Müdigkeitsgrad oder unsere Unternehmungslust, langfristig bestimmt er unser Lebensgefühl, die Grundlage, auf der wir leben, ob wir uns wohl oder unwohl in unserem Dasein fühlen. Beeinflusst wird er ganz offensichtlich von verschiedenen Faktoren wie zum Beispiel

- vom Verhältnis und Rhythmus von Schlafen und Wachen

- von Menge und Qualität der Ernährung
- von der Art der Mahlzeitgestaltung (auch ein Vollkornbrötchen, gegessen während einer gestressten Fahrt auf der Autobahn, ist etwas ganz anderes als eines, das in einer gemütlichen Runde am Tisch oder im Freien gegessen wird)
- von der Tagesgestaltung in Hinblick auf Anspannung und Entspannung
- von sozialen oder sonstigen Stressfaktoren, die am Untergrund nagen.

Weniger offensichtlich spielt auch der energetische Einfluss der Umgebung (Wohn- und Arbeitsklima) sowie die optischen und akustischen Bilder, mit denen wir uns umgeben (Multimedia, TV, Musik, Natur, Kunst etc.), eine große Rolle.

Bis zu den Wechseljahren gab der Monatszyklus dem Leben einer Frau eine rhythmische Gestaltung und eine wiederkehrende Belebung der Vitalität. Wenn das nun abnimmt und wegfällt, muss für diesen Bereich mehr aus eigener Kraft getan werden, sonst kann eine rasche Abnahme der Lebenskräfte eintreten.
Da die Rhythmen wie ein Träger der Lebensenergie gesehen werden können, bedeutet die

Pflege der Vitalität auch die Pflege der Lebensrhythmen, die rhythmische Gestaltung der Tage, Wochen, Monate und Jahre. Der Entrhythmisierung (Einkaufen am Sonntag, Fernsehprogramme nachts durchgehend, nachlassende Aufmerksamkeit für Jahreszeiten und Jahresfeste) kann bewusst etwas entgegengesetzt werden. Wer sein Leben ein wenig mit den kleineren und großen Rhythmen der Natur in Einklang bringt (ohne starr oder dogmatisch zu werden), wird sich von ihrer Vitalität mitgetragen fühlen.

Eine besonders wirksame Methode, die Lebenskräfte anzuregen, besteht darin eine *Gewohnheit* zu ändern. Wir haben so viele Gewohnheiten, zum Beispiel wie wir schreiben, in welcher Reihenfolge wir uns an- oder ausziehen, was wir frühstücken etc. Diese Tätigkeiten gehen mehr oder weniger von selber, "halb-automatisch". Jeder wird merken, wie schwer es fällt, einen Buchstaben oder eine Zahl ab jetzt anders zu schreiben, dies fordert große innere Wachsamkeit und außerdem macht es Freude, wenn es mal gelingt. Festgefahrene Gewohnheiten, die man ohne große Bedeutung für das äußere Leben geringfügig ändern kann, die zu ändern, macht vital. Die Vitalität hängt auch mit der Ernährung zusammen. Die Ernährung so zu gestalten, dass sie ein optimaler Beitrag für die altersspezifische Gesundheit sein kann, ist nicht einfach (*siehe dazu auch Anhang Seite 87*).

Zu berücksichtigen sind dabei drei Aspekte:

- Bestandteile der Nahrungsstoffe

- Qualität und Anbauweise

- Art der Zubereitung und Einnahme der Mahlzeiten

Nahrungsmittel sind mehr als die Summe ihrer Bestandteile. Calcium in Sesam und Eisen in Hirse sind etwas anderes als Calcium- und Eisentabletten. Der menschliche Organismus braucht als Nahrung mehr als nur Bestandteile.

Das Denken in Tagesbedarfs-Tabellen für bestimmte Nahrungsbestandteile fördert die mechanistische Einstellung dem eigenen Körper gegenüber und reduziert Nahrungsmittel auf die Summe ihrer Bestandteile. In diesem Zusammenhang ist auch die Diskussion über Calcium zur Osteoporose-Vorbeugung zu sehen. Gesunde Knochen im Alter haben mehr mit der Matrix als mit dem Calciumgehalt (*siehe auch Seite 38*) zu tun, deshalb ist der Kieselsäureprozess mindestens so wichtig wie der Calciumgehalt.

Zur Ernährung in den reifen Jahren sei gesagt, dass die Milchprodukte sehr überbewertet werden und ohne Gefahr für die Knochen reduziert werden können, wenn pflanzliche Nahrungsmittel die tierischen ersetzen (Getreide – z.B. Amaranth –, Nüsse, Gemüse etc.).

Es wird in letzter Zeit viel über pflanzliche Hormone gesprochen. Dabei handelt es sich um Isoflavonoide und Lignane, die vor allem in Soja, Vollkorngetreide, Hülsenfrüchten und Beeren vorkommen. Im Körper werden sie zu Phyto-Oestrogenen und haben wahrscheinlich eine ähnliche Wirkung wie Oestrogen. (In Asien, wo viel Soja gegessen wird, haben die Frauen viel weniger Wechseljahrbeschwerden und auch weniger Brustkrebs.) So gibt es viele Frauen, die sog. "natürliche" Hormone zur Behandlung der Wechseljahrsbeschwerden bevorzugen. Sicherlich ist das oft sinnvoll, es kann aber auch das gleiche Denkmuster dahinter stehen wie bei der "Hormon-Ersatz-Therapie": Der Hormonmangel muss durch hormonähnliche – aber bitte schön natürliche – Substanzen ersetzt werden.

Für viele ist der Unterschied zwischen Getreide, welches in Großbetrieben unter Berieselung von Dünger, Unkraut- und Schädlingsbekämpfungsmitteln „produziert“ wird, und jenem, welches auf kleineren Höfen mit unterschiedlicher und abwechselnder Feldbebauung unter biologischen oder biologisch-dynamischen Bedingungen wächst, eindeutig und bedeutsam.

Allein schon der deutlich bessere Geschmack, die fehlende chemische Belastung oder ggf. gentechnische Manipulation sorgen für einen qualitativ höheren Ernährungswert. Außerdem wird auf diesem Wege ein kleiner Beitrag zum Erhalt und zur Genesung der Umwelt und der Erde geleistet.

Die Art der Zubereitung und die Stimmung bei den Mahlzeiten bezieht sich mehr auf das *Wie* als auf das *Was*. Die Aufmerksamkeit und Andacht beim Kochen und Essen haben einen für jeden nachvollziehbaren Einfluss auf die Verdauung und Verwertung der Nahrung.

Genauso wie die Nahrung haben auch Umgebungseinflüsse, denen wir uns aussetzen oder die wir zulassen, ihre Auswirkungen auf unser Befinden. Einige dieser Umgebungsfaktoren sind nicht oder kaum zu beeinflussen, vieles liegt aber in unserer Hand. Wie wird das Leben, der Wohn- und ggf. der Arbeitsplatz eingerichtet, sowohl räumlich wie auch zeitlich? Wie viel äußeren und inneren Platz gibt es für Ästhetik, für Atmung, für Erholung und Ruhe? Und wie sehr gelingt die Abgrenzung Störfeldern gegenüber?
Letztendlich liegt in der Hygiene des eigenen Umgangs mit der Lebens- und Tagesgestaltung, mit Stress, mit äußeren und inneren Anforderungen ein Schlüssel zur Lebensqualität und Vitalität.

Das ist der eigentliche Bereich der Gesundheitsvorsorge und Krankheitsvorbeugung – dies im Gegensatz zur so genannten Krebsvorsorgeuntersuchung und den Mammographien beispielsweise, die nur eine Früherkennung, aber keine Vorsorge sind.

Medikamentöse Behandlung

Abgesehen von der hormonellen Behandlung der Wechseljahre, deren Vor- und Nachteile schon ausführlich beschrieben wurden, gibt es einige Naturheilmittel, die sich sehr bewährt haben. In der Vielfalt der Pflanzenwelt sind oft Bilder zu finden, die einen Bezug zum Menschen haben. Es war schon ein Anliegen von Paracelsus zu lernen, die Bildersprache der Pflanzen so zu verstehen, dass ihm dadurch die therapeutische Hilfe, die eine Pflanze für den Menschen leisten kann, offenbar wurde.

Exemplarisch für die Pflanzen, die eine Verbindung zu den Wechseljahren haben, sei hier die *Cimicifuga* (Silbertraubenkerze, auch Frauenwurzel oder schwarze Schlangenwurzel genannt) beschrieben.

Es handelt sich um eine mehrjährige Pflanze aus der Familie der Hahnenfußgewächse (Ranunculacea). Sie wächst auf feuchtem Boden, meist im Halbschatten, auf Berghängen in Europa und Asien. Zuerst bilden die gegliederten und horizontal ausgerichteten Blätter einen dichten Busch, bis dann im Frühsommer die Blütenstände direkt vom Boden aufwärts streben, um stolz und gerade über das Blattwerk aufzuragen. Sie können eine

Höhe von 1,5 bis 2 Meter erreichen.

Über viele Wochen sind an der Blütentraube nur die vielen weißen Blütenknospen zu sehen (daher der Name Silbertraubenkerze), die sich erst im Spätsommer allmählich öffnen. Aus den kugeligen Knospen erscheinen hellweiße, aus vielen Staubfäden gebildete, frisch duftende, strahlende Blüten. Auch das Blütenstadium hält lange an, bis dann im Spätherbst sich die Samen bilden und die Blätter schwarz-braun verdorren.

Bildhaft ist dieser Schritt von den runden silberigen Knospen zu den strahlenden Blüten wie der Übergang des Mondhaften zum Sternenhaften. Die Pflanze macht als Ganzes einen zierlichen, aber kräftigen Eindruck und zeigt deutlich den Wechsel einerseits vom vegetativen horizontalen Blattstadium zum aufstrebenden vertikalen Blütenstängel und andererseits von den in sich abgerundeten Knospen zu den weltoffenen, ausstrahlenden Blüten. So kann diese Pflanze als Vorbild für den Wechsel dienen von der mondhaft geprägten Phase der zyklischen Fruchtbarkeit (Knospen) zu der leichteren sternenhaften, weltoffenen Phase nach den Wechseljahren (spätsommerliche Blütezeit).

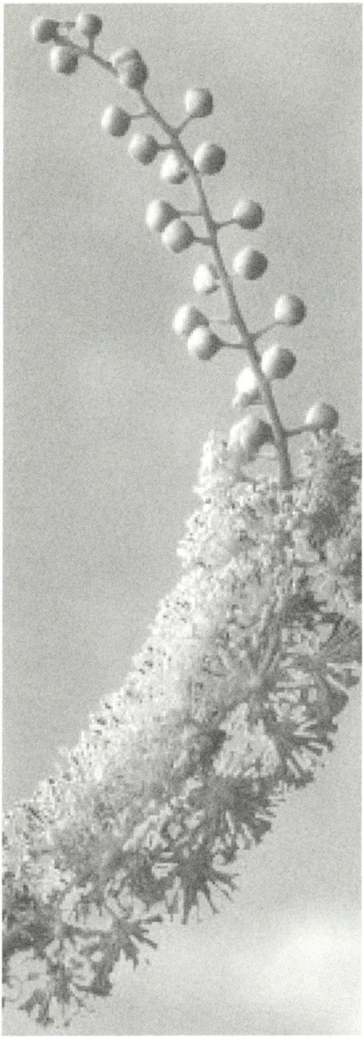

» Silbertraubenkerze «

Ein Wurzelauszug dieser Pflanze wird medikamentös eingesetzt. Die Wurzel ist das unsichtbare, ernährende und mit der Erde standfest verbundene Element der Pflanze. Es ist damit ein Medikament, das dabei hilft, den Wechsel zu vollziehen. Es versucht nicht, die abebbende, fast vergangene Lebensphase noch einmal zu unterstützen, sondern hilft, den Übergang in die nächste zu schaffen.

Auch bei einer anderen weiblichen Übergangsphase, nämlich bei der Geburt, wird dieses Mittel erfolgreich z.B. zur Wehenanregung eingesetzt. Auch hier wirkt es förderlich, um die Phase der Schwangerschaft zu beenden, damit die Frau wieder mehr zu sich finden kann.

In vielen pflanzlichen Präparaten für die Behandlung von Wechseljahrbeschwerden ist die Silbertraubenkerzenwurzel enthalten (z.B. Remifemin, Femikliman), aber auch in homöopathisch verarbeiteten Kombinations-Medikamenten ist *Cimicifuga* in potenzierter Form aufgenommen und natürlich ist sie auch einzeln verfügbar. Außerdem gibt es noch einige andere Mittel aus der anthroposophischen Medizin und Naturheilkunde die bei bestimmten Symptomen oder Beschwerden verordnet werden können. Eine ausführliche ärztliche Anamnese kann dazu führen, das geeignete Mittel zu finden.

Gesundheit ist immer altersspezifisch zu beurteilen. Wenn ein 40-Jähriger die Gesundheit eines 70-Jährigen hätte, wäre das krank - aber umgekehrt auch! So gesehen ist Anti-Aging ein krankmachendes Bestreben, was den Menschen davon abhält, im "Lebensnachmittag" oder -abend anzukommen. Die Seele versucht sich dann weiterhin durch hormonelle Manipulation und übertriebenes körperliches Training an ihre Leiblichkeit zu binden, sie versucht weiter zu wachsen statt sich Wandel und Welken zu erlauben. Auf diesem Wege wird eine sinnerfüllte seelisch-geistige Reifung, die sich von dem körperlichen Welken befreit, verhindert. Eine ärztlich-medizinische Begleitung in der Lebensphase, in der das Älterwerden beginnt sich bemerkbar zu machen, darf nicht eine Verneinung dieser Entwicklung sein, sondern sollte sich neben einer altersentsprechenden Gesundheitsberatung in erster Instanz um die seelischen Orientierungsprobleme oder Krisen kümmern, also um die Verwandlung der Sinnfrage in der zweiten Lebenshälfte.

In dieser Schrift wurden einige therapeutische Möglichkeiten für die Behandlung von Wechseljahrbeschwerden beschrieben, in der Hoffnung deutlich zu machen, dass eine hormonelle Behandlung sicher nicht der einzige Weg und meistens gar nicht notwendig ist. Ferner sollte aufgezeigt werden, dass es hilfreich ist, die verschiedenen Ebenen des Menschen individuell zu berücksichtigen.

9. Ausblick

Die Natur beschert den Frauen ein Leben mit vielen seelischen Höhenpunkten, aber auch mit Widerständen, Leiden und Unruhen: die monatlichen Blutungen, Schwangerschaft und Geburt sowie die Wechseljahre und die Zeit danach. Diese „Vorgaben" der Natur haben zwei Seiten: Sie können als Last und Leid sowie als Chance empfunden werden. Die Chance oder Herausforderung des Zyklus ist es, den Monatsrhythmus als Stütze der Lebenskräfte und das Auf und Ab der Seele als (erzwungene) Seelengymnastik, als Training für Beweglichkeit, innere Fruchtbarkeit und Phantasie zu empfinden. Während der Schwangerschaft und der Geburt erlebt fast jede Frau äußere und innere Grenzsituationen, die – meist erst im Nachhinein – als Bereicherung empfunden werden.

Die Wechseljahre schließlich fordern eine Frau auf, sich zu verändern, nicht alles so weiterzumachen wie gewohnt, sondern den Lebenssinn neu zu definieren. Der Verlust von Rhythmus und die Abnahme der Vitalität kann zu einer Verarmung der Seele führen, aber auch zu einer Reifung derjenigen Früchte, die im Rhythmus der vergangenen Jahrzehnte angelegt wurden. Dann folgt das Leben nach der Fruchtbarkeit, die typisch menschlich-weibliche Lebensphase, in der die Seele sich neue Dimensionen erschließen kann und sich dabei löst von der abwärts orientierten biologischen Weiterentwicklung des Körpers.

Die Natur gibt der Frau eine innere Entwicklungshilfe, die aus Höhen und Tiefen, aus Erfüllung und Widerständen, aus Freude und Leid ersteht und die ihre Bedeutung erst dann bekommt, wenn die Herausforderung angenommen wird.

10. Anhang

Merkblatt "Ernährung zur Vorbeugung von Osteoporose"

Osteoporose heißt "poröse Knochen". Bei dieser eher seltenen Krankheit verlieren die Knochen an Substanz und Elastizität, sie werden zu wenig beansprucht und lagern zu wenig Mineralstoffe ein. So kann es zur Instabilität, Knochenbruchrisiko (zum Beispiel Oberschenkelhals oder Wirbel) und dadurch zur Wirbelsäulenverkrümmung kommen. Alle Frauen nach den Wechseljahren bekommen weniger dichte Knochen, nur die wenigsten entwickeln eine Osteoporose. Als Ursache werden neben Hormonveränderungen auch Übergewicht oder Untergewicht, wenig Bewegung und einseitige Ernährung gesehen. Besonders die Zufuhr an Mineralstoffen wie Calcium spielt eine Rolle.

Als Vorbeugung und Therapieunterstützung durch Ernährung sind folgende Faktoren zu nennen:

Calciumreiche Ernährung; Vermeidung von mineralstoffbindenden Lebensmitteln; Regulierung des Körpergewichts

Calciumreiche Ernährung

Zu den calciumreichen Lebensmitteln zählen vor allem Milch und Milchprodukte. Dies gilt für Kuhmilch, aber auch für andere Milcharten und ihre Produkte wie Schafkäse oder Ziegenmilch. Da Calcium gut mit Zitrus- oder Milchsäure aus dem Darm ins Blut aufgenommen wird, sind besonders gesäuerte Milchprodukte wie Joghurt, Sauermilch etc. geeignet. Aber auch ohne viel Milchprodukte können Sie Ihren Calciumbedarf decken. Besonders Sesam (z.B. Sesampasta - Tahin - als Brotaufstrich), aber auch Mandeln, Nüsse und Ölsaaten sind gut ausgestattet mit Calcium. Bei den Gemüsearten enthalten Grünkohl, Spinat und Brokkoli viel Calcium, beim Getreide der Hafer.
Fleisch und Wurst sind dagegen calciumarm, sie binden auf Grund ihres Phosphatgehaltes zusätzlich Calcium und sollten daher sehr eingeschränkt verzehrt werden (1-2 x wöchentlich).

Vermeidung von mineralstoffbindenden Lebensmitteln

Um das Calcium besser verwerten zu können, sollte man folgende bindende Substanzen

meiden:
Alkohol, Kaffee, schwarzer und grüner Tee, Cola und teilweise Kakao, Guarana, Zusatz von Kleie, zu viel Vollkornspeisen und Hülsenfrüchte wegen ihres Gehaltes an Ballaststoffen und Phytin. Auch Nikotin fördert die Entstehung von Osteoporose.

Zu **bevorzugen** *sind:*
viel grünes Gemüse, Obst, gesäuerte Milchprodukte, Ölsaaten, Getreideprodukte. Zusätzlich kann noch calciumreiches Mineralwasser getrunken werden. Dies enthält mehr als 150 mg Calcium pro Liter. Besonders wichtig ist es, auf die Qualität zu achten. Wer dem Körper etwas gesund-vitales zuführen möchte und gleichzeitig einen kleinen Beitrag zur Gesundung der Erde leisten will, soll biologisch-dynamische Produkte (Demeter-Qualität) verwenden. Bei der Zubereitung ist es wichtig, das Kochwasser von Gemüse, welches sehr mineralhaltig ist, zu verwenden oder mit wenig Wasser zu kochen.

Regulierung des Körpergewichts

Zusätzlich empfiehlt es sich, sein Körpergewicht zu normalisieren, da dadurch die Knochen geringer als bei Übergewicht belastet werden.

Bei größerem Untergewicht ist oftmals der Knochenstoffwechsel beeinträchtigt, was wiederum ein Risiko darstellt. Auch regelmäßige Bewegung oder sportliche Betätigung im Rahmen der Möglichkeiten sollte angestrebt werden. Dabei kommt es vor allem auf die Bewegungsarten an, die eine Anforderung an den Knochen stellen (wandern, laufen, tanzen, seilspringen, usw. Schwimmen beispielsweise ist zwar gesund, beeinflusst die Knochen aber eher weniger).

Literatur: Osteoporose - wenn die Knochen brüchig werden. Merkblatt vom Arbeitskreis für Ernährungsforschung e.V.

Adressliste:

Gesellschaft Anthroposophische Ärzte in Deutschland
Roggenstr. 82
D-70794 Filderstadt
Telefon 0711 / 7799711
www.anthroposophische-aerzte.de
(Adressen von Ärzten, Therapeuten, Kliniken)

Gesundheitspflege initiativ gGmbH
gemeinnützige Bildungsgesellschaft
Paracelsusstraße 33
D-73730 Esslingen
(Veranstaltungsprojekte, Bücher)
Telefon 0711 / 3168181
www.gesundheitspflege.de

Verein für Anthroposophisches Heilwesen
Postfach 11 10
D-75378 Bad Liebenzell
Telefon 07052 / 9 30 10

Arbeitskreis für Ernährungsforschung e.V.
Niddastraße 14
D-61118 Bad Vilbel
(Herausgeber "Ernährungsrundbrief", 4x jährlich)
Telefon 06101 / 52 18 75

Literatur zum Weiterlesen:

Biographie

Michaela Glöckler:
Lebenskrisen, Zukunftschancen

Bernhard Lievegoed:
Der Mensch an der Schwelle

Georg und Gisela O'Neil: **Der Lebenslauf**

Bert Voorhoeve: **Un-Ruhestand**
Neue Chancen für das Leben ab 55

Mathias Wais: **Über den roten Faden im Lebenslauf des Menschen**

Wechseljahre und Medizin

Ted Diamond: **Feuerzeichenmann**
Wenn Männer in die Wechseljahre kommen

Joachim Keding: **Von nun an geht's bergauf...**
Männer in den Wechseljahren

Bartholomeus Maris: **Sexualität, Verhütung, Familienplanung**

Christiane Northrup: **Wechseljahre**

Julia Onken: **Feuerzeichenfrau**
Ein Bericht über die Wechseljahre

Rudolf Steiner: **Gesundheit und Krankheit**

Markus Treichler: **Das Therapieangebot in der anthroposophischen Medizin**

Ernährung

Petra Kühne: **Ernährungssprechstunde**

Ulrike Richter:
Lebensmittel schonend zubereiten

Dr. med. dent. Helge R. Runte

...und an den Zähnen hängt der Mensch

Das Wesen einer ganzheitlichen Zahnheilkunde

»Ein toter Zahn kann röntgenologisch und im Gebrauch unauffällig bleiben, aber trotzdem den Organismus belasten. Aus diesem Grunde sollte man tote Zähne und den Menschen, der an ihm hängt, immer im Auge behalten, und wenn das Röntgenbild nichts zeigt, können ganzheitliche Testverfahren hier überwachend regelmäßig eingesetzt werden. Gleichzeitig empfiehlt es sich, die entsprechend der Zahn-Organ-Beziehung zugeordneten Organe und Körperbereiche in besonderem Bewusstsein zu haben und auf die weiter oben beschriebenen Anzeichen einer Herderkrankung zu achten.

Aus ganzheitlicher Sicht kann es aufgrund des Gesagten nicht ausreichen, einen toten Zahn nur nach seinem Röntgenbefund und seiner Funktionsfähigkeit zu beurteilen. Je unwegsamer die Nervenkanäle sind, desto mehr Eiweiße müssen im Zahn verbleiben und desto größer ist die Möglichkeit, dass sich aus diesem toten Zahn ein Herd entwickelt. Diese Verhältnisse findet man vor allem an den hinteren Backenzähnen.

Ein Zweites ist bei einem toten Zahn noch zu beachten ...«